あなたの「生きたい」を支えます

看護師僧侶
玉置妙憂

佼成出版社

はじめに

まずは、心から感謝申し上げます。

数多ある本の中からこの本を手に取っていただいて、本当にありがとうございます。

そして、申し訳ありません。

『あなたの「生きたい」を支えます』なんて大それたことを言ってしまって、本当にごめんなさい。

この本に手を伸ばしていただいたということは、もしかして今、少し生きることが大変ですか。

いや、もしかすると、「生きたい」と願う大切な方を、どうやって支えたらよいのかと悩んでいらっしゃるのかもしれませんね。

誰かの「生きたい」を、支えることができたら。

つらく苦しい気持ちの半分を代わりに背負って、あふれでる悲しみの涙を堰《せ》き止めて、力強く明るい未来を飛ぶ翼をつけてあげることができたら、どんなにいいでしょう。もしも、大切な人が目の前で悲しんでいたら、きっと誰もがそう思うことでしょう。そして、たぶん、誰もがうまくできなくて、落ち込んでしまうのではないかと思うのです。

なぜなら。私たちが生きるうえでさまざまに抱える悲しみや苦しみ、そしてつらさの究極の原因は、私たちがいつか必ず「死ぬ」ということにあるのではないか、と思っているからです。

たとえば、鏡に映った自分の顔を見て歳を取ってしまったとうら悲しくなるのは、ほうれい線の向こう側に「死」の影がちらちらと見えてしまうからではないでしょうか。もし、私たちの命が永遠で、絶対に死なないのだとしたら、まったく違った感覚になるような気がします。

とすると。科学の粋をもってしても「死」を避けることはできないのですから、悲しみや苦しみやつらさを根本的に払拭することもできない、というわけです。

たとえそうだとしても、なんとかしたい。

なにか方法はないものかと七転八倒していたら、お釈迦様の教えに出会いました。もちろん、その教えは大きすぎて、深すぎて、とてもとても「分かった」などとは申せません。でも、ほんの少しかじらせていただいただけでも、ものすごく楽になったような気がするのです。うまく言えませんが、お釈迦様の教えは、「生きる」ことだけでなく、「逝く」ことも支えてくれる、「生き方と逝き方」の智慧の宝箱のようです。そこから、なにかひとつでも、今より楽になる智慧があなたの引き出しに増えるといい。ただひたすらそれを願いながら、拙い言葉を紡がせていただきました。

私はまだ、その宝箱のふたに手をかけたばかりです。だから、『あなたの「生きたい」を支えます』なんて本当は言えたものではないのですが、いつか（来世、いや、来来世、いやいや、来来来世かもしれません）そう在りたいという気持ちが募りに募りまして、ついつい大きなことを申しました。

「いつか」にたどり着くまでの長い長い道のりをちゃんと歩いて行けるように、私の軌道修正をいつもしてくださる一足先に逝かれたたくさんの方々に、心から感謝申し上げます。そして、私の拙い言葉を根気よく軌道修正してくださった清野雅代さんにも、心から感謝いたします。

そういえば。このところ、このあいだ先に逝った九十歳のご婦人の言葉が、頭の中をずっとぐるぐる回っているので、みなさんにもお伝えさせてください。

「ね。簡単だよね。〝今〟を良くすればいいんだもの。先のことを考えたら、あれだけどさ、〝今〟を良くすればそれでいいんだもの。簡単だよね」

人はときどき、生きながらにして仏になってから逝きます。

あなたの「生きたい」を支えます――目次

第一章　なぜ仏教だったのか？　私が看護師僧侶になった理由

第二章

スピリチュアルケアと仏教

第三章

スピリチュアルケアの現場から1
――死にゆく人、家族に寄り添う

第四章

スピリチュアルケアの現場から2
――生きづらさを抱える人に寄り添う

第五章

仏教だからできること——台湾の取り組みとその可能性

第六章

生死とどう向き合うか

カバーデザイン／石間　淳
カバーイラスト／オオヒロヨーコ

第一章

なぜ仏教だったのか？
私が看護師僧侶になった理由

看護師としてずっとモヤモヤを抱えていた

三十年間、看護師として身を置いてきた医療現場には、ひとつの原則があります。それは、患者さんの〝病気を治す〟ということ。つまり、「命を続ける」という方向を向いているということです。もし治らないということがわかっている病気であっても、現状維持で命を続けていくことを目指すわけです。

けれど、人の命にもひとつの不変の原則があります。それは、「人はいつか必ず死を迎える」ということ。どんなに医療が人を生かし続けようとしても、死は避けられません。そうであるならば、治療を施しつつ、途中でハンドルを切って方向転換をして、命の終結へ向けてソフトランディングするようにしなければならないのに、医療や看護はずっと生かす方向に走り続けてきたために、意識の転換がなかなかうまくいきません。もうこれ以上は無駄かもしれない、もう助けられないかもしれないと思っていながら、わずかな可能性があれば、そこにかけてみようとチャレンジしてしまうのです。しかも、チャレンジしたいのは命をかけている患者さん本人ではなく、私たち医療者なのです。

一分でも一秒でも長く、という医療者の思いが、患者さんの気持ちと同じなら何も問題はありません。けれど、現場ではしばしば両者の思いがずれることがあります。ご本人は「もうそろそろいいや」「もう眠らせてほしい」と思っているのに、医療側が「いやいや、まだやれることがありますよ。頑張りましょう」と前のめりになっていて、噛み合わないことが起こるのです。私はずっと、心の奥底でこのずれに違和感を覚えていました。

私の勤めていた外科の現場は、治してなんぼという意識が特に強いところだったせいもあるでしょう。たとえば、抗がん剤で二センチの腫瘍が一・九センチになったら、「効果があった」と医療者は騒ぎます。ですが、患者さんにとっては腫瘍が一ミリ小さくなったところでなんのメリットもありません。患者さんにとっては、二センチのがんが消えるか消えないかがすべてでしょう。こうした、患者さんの本当の希望や人生の質と、医療や看護が目指す方向性とがひどくずれていると感じつつ、果たしてどちらが正しいのか、これはどうすれば解消できるのか、そしてこのギャップを自分自身がどうやって納得すればいいのかと、いろいろなモヤモヤを抱えながら看護の現場におりました。

今にして思えば、どちらが正しくてどちらが間違っているということはないのです。ただひたすらに命を続けることに情熱を傾ける医療や看護があればこそ永らえる命があり、技術の進歩もあります。ですから、その姿勢が間違っているわけではないのです。けれど同時に、終末期には命を終《しま》うという方向にシフトチェンジしたほうがいいという考え方も間違いではありません。ただ、その折り合いのつけ方は、答えがひとつではないだけに難しい話なのだと思います。

夫を在宅で看取ってから

モヤモヤを抱えながらも、当時の私はどっぷり医療の現場につかっていました。科学や理論、経験値やエビデンス（科学的根拠）などに自分の軸を置いていましたから、モヤモヤしつつも、前向きに治療するという現場の足並みに自分を合わせていたわけです。

そんななか、大腸がんを再発した夫が、「もう治療をしたくない」と言い出しました。もちろん、最初から夫の希望を受け入れられたわけではありませんが、最終的には「最後まで自分らしく生きたい」という彼の望みをかなえるために、私が看護師の仕事を休職して在宅で看ることになりました。

二人で話し合い、病院ではなく家で過ごすと決めたけれど、なんの波風がなかったわけでもありません。途中、何度か入院しましたし、「もっといい治療法がないかな」と彼自身が言い出すこともありました。あっちにこっちに揺れ、右往左往しながら死に至る彼と過ごしたその日々は、決して平坦で悟りきったような道ではありませんでした。

そして、医療というものを極力入れず、食事ができなくなっても点滴で栄養を補給することもなく、枯れるように彼は逝ったのです。

私は、そんな亡くなり方を初めて見ました。死が日常である医療現場に長くいたにもかかわらず、です。それは、私が勤めていた大学病院の外科病棟では、なかなかできない最期の迎え方だったのです。

身近で見ていた夫の亡くなりゆく様子は、とてもきれいでした。枯れていく体も、彼の周りの時間の流れも、彼の命が粛々と死に向かって流れていく感じも、とてもきれいで、ああ、こういう死に方もあるんだなあと、どこか静かな気持ちで、私はその一部始終を眺めていました。そして、人が上手に死んでいくのを医療が邪魔しているのかもしれないなあ、と思うに至ったのです。

そうした経験を経て、私はこれまでのような医療の最先端の現場にはもう戻れませんでした。そこで、自分の身の置き場を大学病院から在宅医療にシフトしようと思ったのです。

自分の原点に戻るための出家

その後、夫の四十九日を済ませたあと、私は出家しようと思い立ちます。「なぜ出家したのですか」とよく聞かれるのですが、実は大学生のときの体験がきっかけでした。

当時、「シルクロード」というNHKの番組がありました。画面越しに見たシルクロードの様子に壮大なロマンを感じ、「自分の足で歩いてみたい！」と強く思ったのです。そこで、親に頼み込み、中国に留学させてもらいました。「絶対にシルクロードを歩こう」とこっそり心に決めていたので、語学の勉強にはさして身が入りませんでした。

そして長期休みになるや、バックパックを背に、西安からシルクロードをずっと辿《たど》ってカシュガルという町まで歩きました。その途中、新疆《しんきょう》ウイグル自治区にある、タクラマカン砂漠の真ん中をシルクロードが通っています。その昔、玄奘三蔵《げんじょうさんぞう》が仏教聖典を求めて歩いた道です。

砂漠というのは、地平線まで砂しかないただただ広大な地です。水のかけらもなく赤茶けた砂がずっと向こうまで累々と見えていて、そこに何十本という竜巻が立ち、砂が巻き上げられています。風も強くて、そのまま息を吸ったら鼻が焼けてしまうような熱波が絶えず押し寄せてきます。なけなしの水をタオルにかけて鼻に巻くのですが、それが一瞬のうちに乾いてしまうような過酷な環境でした。

その砂漠に立ったとき、ふと、〝私、ここを通ったことがあるな〟と感じました。いわゆるデジャビュですね。とにかく、絶対に初めてではない、という変な確信がありました。私の前世は中国の修行僧で、そのときにここを通ったことがある。この情景が自分の原点だ――そんな感覚が、自分の心の中で、パズルのピースのようにピタリとはまりました。

その後、留学を終えて帰国した私は、大学を卒業して就職し、結婚して子どもができてと、ごく普通に俗世の生活を送っていたので、しばらくその感覚は忘れていました。

けれど、夫が亡くなって納骨を済ませたあと、そのときの記憶がわーっと蘇《よみがえ》ってきました。俗世でするべき私の役割、仕事はもう全部終わったという感覚とともに、あとは原点回帰で、元々いた場所に戻ろうという思いが湧いてきたのです。そして、あの中国の修行僧だった原点に戻るために出家しよう、と思いました。

ですから、ずっと仏教のことを勉強していたとか、仏教がすごく好きだったとか、そういうことはないのです。単純に若いときに見たおかしなデジャビュに引っ張られ、自分の前世は中国の僧侶だった、というその感覚だけを道しるべに、私は出家しようと思い立ったのです。今で言う中二病みたいなものですね。

出家から修行へ

出家しようと決めてから当時の職場の上司にその話をしたところ、僧侶である親戚の方を紹介してくれることになりました。出家というのは、勝手にできるものではなく、責任を負ってくれる師僧《しそう》がいなければならないからです。師僧になることを引き受けてくれたその方が、たまたま高野山真言宗でしたので、そちらの宗派で出家することになりました。

当時の私は、仏教にどんな宗派があるのかも知らないくらいの不勉強でした。それでも、出家することについてはまったく迷いがなく、偶然に偶然が重なって、流れるまま、導かれるまま、とんとん拍子に事が進んだのです。

こうして自分が何も苦労せずに出家できたので、出家するのは簡単だと思っていましたが、実際はそうではありません。後に知ったことによると、出家の面倒を見てくれる師僧と出会うことが、まず難しいのだそうです。そう思うと、すぐに師僧を紹介してもらえたことは、今にして思えば、ありがたくも不思議なことでした。

高野山では、出家の儀式である「得度《とくど》」をしたあと、「受戒《じゅかい》」、その次に「四度加行《しどけぎょう》」と、段階を踏んで修行をこなしていきます。「得度」だけでも僧籍はいただけて、僧侶と名乗ることもできるので、得度だけして山を下りる人もたくさんいます。けれど、私はその次の段階にも進みました。

次の「受戒」では、お釈迦様の教えに従う者が守らなければならない「戒」という教えを、阿闍梨《あじゃり》様から三日間かけて直接法話をいただいて授けられます。さらに次の「四度加行」は、かなりハードルが高い修行です。お金がかかりますし、体力的な問題で五十歳までという年齢制限もあります。試験にも受からなければならず、そう簡単にできるものではありません。

でも、私はなんの迷いもなく、最初から四度加行まで修めると決めていました。しかも、実際に四度加行に入ったのは五十一歳になってから。高野山にこもると言っても、私の家族は淡々としていてまったく驚きませんでしたが、むしろ僧侶仲間が「今からやるの?!」とびっくりしていました。

修行で一番つらかったこと

四度加行では、高野山に二百日こもります。そこには携帯電話は持ち込めず、新聞も読めないし、テレビも見られません。完全に俗世と隔絶された環境で、ただひたすら仏に向き合います。食事や入浴、掃除の時間以外は、ひたすら本堂で拝んでいました。

一日に十二時間以上は坐るので、足がしびれたり睡眠不足になったりという身体的な負荷はもちろんありましたが、それよりもつらいのが、気持ちの面でした。

五十一歳になって修行を始めた私には、それまでにつくり上げてきてしまった価値観があるわけですが、それがことごとく通用しなかったからです。それまでの私の価値観では、物事の上っ面しか見えておらず、その根底に流れる本質は一切見えていなかったのだと、嫌というほど思い知らされました。

たとえば、当時の私なら、ここの掃除をしなさいと言われたら、いかに効率よく早く終わらせるかとすぐ考えてしまっていたでしょう。けれど、合理的にそつなくこなすという俗世の価値観は、修行ではまったく求められません。そうした自分自身の価値観を書き換えるのに、ひどく苦労しました。事あるごとに何度も自分の心の内を見つめ、自分自身と向き合い続けなければならないのです。そうしたなかでの、忘れがたい体験があります。

四度加行では、十数名で一斉に経典を読んでいく修行があります。読むスピードは人それぞれでよいのですが、最後のひとりが終わるまで、全員で待たなくてはいけません。声を出して読むので、ちょっと耳を澄ませば「隣の人は二、三ページ先を読んでいるな」などとわかります。そんなとき、私はすごく焦って急いで読んでしまうなど、所作が雑になってしまっていました。

全員が同じペースで終われたらいいのですが、なかなかそうはいきません。自分が終えたあと、最後の人が終わるまで正座で黙想しながら待つのは、体力的にも気力的にも、とてもつらいものでした。それなのに、ひとり、マイペースでいつも遅くなる人がいました。ほとんどの人が終えているのに、その人のために一時間近く待たなければなりません。長引けば長引くほど、そのあとの食事や入浴の時間、自由時間が削られるので、私はいつもその人に苛々《いらいら》していました。もうちょっと周りを見てみんなと同じペースでできないのかと、怒りすら覚えていたのです。そんな思いが湧いているのですから、自分が読み終えたあと、静かに目を閉じて待っていても、心の中はまったく安定していません。

そうした私の状態は寮監《りょうかん》さん（修行者を監督する役の僧侶）にしっかり見抜かれていて、ある日、「そういう心持ちというのはどうなの」と、とくとくと説かれました。娑婆の常識では、どんな時も期限や状況などの枠組みのなかで、いかに人と同じようにできるか、周囲の基準に合わせられるかが常に問われます。そうした他人とか周囲といったことを全部取っ払い、遅い人に腹を立てることもなく、自分自身も他人に合わせて急いだりせず、ただただ仏と自分とに向き合って、粛々と自分の為すべきことを為す。そのことが、どれほど難しいか。

当時の私は、寮監さんに注意されてもすぐに「はい、すみません」と素直には思えませんでした。けれど、いただいた言葉を何回も何回も自分の中で嚙み砕いて、なんとか自分の肚に落としていくことが私の修行だったような気がします。

今まで生きてくるなかで積み重ねてきた価値観を崩していくのは、ものすごく大変なことです。心の働きというのはまさに習慣のようなもので、「それではいけない」と頭ではわかっていても、ふと、動くもの。体も心も追い詰められているなかで、見たくないような自分自身の醜い部分と向き合わなくてはいけないのですから、もう七転八倒の日々でした。

修行で何が変わったのか

それでも、修行を終えて俗世に降りてきて思ったのは、こちらのほうがよほど厳しいということです。修行中は、家事や仕事はしなくていいし、煩わしい人間関係もない。ひたすらすべてを切り離してもらって、ただただ仏に向き合っていればよく、とにかく守られている状態だったわけです。もちろん修行そのものはきつかったし、早く終わらないかなと何度も思いました。けれど、振り返ってみればあんなに楽なことはありませんでした。俗世に戻れば家事も仕事もしなければならないし、人間関係もあるし、大変なことばかり。ですから、俗世に戻ってからが、本当の修行の始まりです。この世の中を生きるということはやはり修行なんだ、とあらためて思いました。

そうはいっても、修行をしたから怒らなくなったとか、妬《ねた》まなくなったとか、そんなことはありません。聖人君子に生まれ変われたら格好よかったのかもしれないけれど、そんなふうにはなれていません。では、何が一番変わったかというと、自分自身の確固たるよりどころ——背骨のような自分の軸のようなイメージ——ができたということでしょうか。

生きているといろんなことがあります。今なら、コロナ禍もそうですし、自然災害など想定外のことがたびたび起きてきます。個人レベルでもそうです。何か起きたときにすごく心が揺らいでしまう。そんなときに、どこに戻ればいいか。私にとっては、それが仏教の教えです。お釈迦様の言葉や、自分自身が修行のなかで見つけたことなどが自分の軸になっているので、迷ったり揺れたりしたときに戻る場所がある。それは、とても大きいことです。

今でも相変わらず、何かにつけて迷ったり揺れたりする日々ですが、ただぐるぐると混沌《こんとん》に呑まれて考えがまとまらず、そのまま明後日の方向に流されてしまうようなことはなくなりました。

こうした「人生の軸」となるもの、自分自身が不安定になったときに戻るべき場所は、どなたにもあったほうがいいと思います。別に仏教でなくてもいいのです。おばあちゃんやお母さんの口ぐせでもいいし、アニメのキャラクターの生き様だっていい。キリスト教の神を信じなかったらダメだとか、私の宗派はお大師様を信じなきゃダメだとか、そんな話ではなくて、自分なりの真理を見つけるということが大切なのだろうと思うのです。

自分の中の揺るぎない真理というのは、時代が変わっても社会の価値観が変わっても、周りにいる人が変わっても変わらないものです。たとえば、昔は結婚相手に「三高」が求められたこともありました。高学歴、高収入、高身長がいいという価値観ですが、時代が変わって今ではそんなことはまったく言われません。変わっていくものは真理ではないということです。どんなに時代が変わっても、世の中の価値観が変わっても、変わらないものがあり、その真理を自分の中にしっかりと持つこと。それがどんな時代になっても、力強く生きていけるコツだと思います。私にとっては、それが仏教でした。

自分と向き合う時間をつくる

自分にとっての真理を見つけるのは大変かもしれませんが、そのためのひとつの方法として、瞑想があります。

私たちの意識の矢印は、いつも外側を向いています。テレビを見たり、スマホを見たりと、常に意識が外向きなのです。人間関係においても意識の矢印は外向きで、常に相手ばかり見ています。でも、そうして外側ばかりを見ている限り、自分の内にある軸は見つかりません。

瞑想は、その意識の外側に向かったアンテナをしまって、自分の内面を見つめる時間をつくることです。自分はどういうふうに感じているんだろうか、今日はどんなことを考えただろうか、と意識を自分の内側に向けてみる。人が何を言ったかではなく、自分はどうだった？　と、ただひたすら自分に向かって、問答をするのです。そんな時間を毎日五分でもいいから持つことが、自分の心の軸を育てる糧になるでしょう。

瞑想にもいろいろな方法があって、宗派によっては「無我の境地」を目指すものもあります。そうなると、「自分は何を考えているんだろう」などと考えることすらないわけです。いきなりそんなふうに無になるなんてとても無理な話ですから、まずは自分と向き合う時間をつくってみてはどうでしょうか。自分自身に全集中して、自分は何を感じているのか、何を考えているのか、体のどこかに痛みや違和感はないかと、自分をくまなくスキャンしてみる。それも立派な瞑想だと思います。

モヤモヤを解消するヒントが仏教にあった

さて、高野山での修行を終えた私は、看護師の仕事に戻りました。修行中は、仏教の考え方に触れながらも、意味もわからずにただ言われた通りにするだけで精一杯でしたが、その後も自分で教義を調べ、学び続けていました。すると、これまで医療現場で感じていたモヤモヤを解消するヒントがここにある、と思うようになりました。

自分が看護師として向き合っている人や向き合わざるを得なかった問題に、仏教の考え方をどんどん当てはめてみると、なるほどなという答えが出てくるのです。仏教ってすごいと思いました。だから私にとって仏教というのは、生き方のガイドブックであり、生きる智慧の宝庫なのです。

仏教が教えてくれたことのひとつに「諦める」ということがあります。諦めるという言葉には、やさぐれて、「もうどうでもいいや」となるようなネガティブなイメージがあります。でも、仏教でいう「諦める」とはまったくの別物。目の前で起きている出来事をつまびらかに見て、そのままを受け止めること、明らかに見るという意味です。

たとえば、誰かが亡くなろうとしているときに、医療者側はなんとかあの手この手で助けようとします。そして、助けることができなければ、医療の敗北などと思ってしまう。一方、同じ場面で、「こんなふうに医療のお世話になって慌ただしく別れるのではなく、もっと静かに逝かせてあげられたんじゃないか」と残された家族が後悔していることもあるでしょう。そのような場面において、仏教でいう「諦める」とは、そうした人が亡くなりゆく状況を、ただただつまびらかに見て、目をそらさずにそこに居続けることです。なんというか、本当に肝っ玉の太い、胆力のいることだと思います。

次に挙げるのが、「中道」という考え方です。

日本の医療は、一九七六年くらいにターニングポイントを迎えたといわれます。それ以降、自宅で亡くなる人が減り、ほとんどの人が病院か施設で最期を迎えるようになりました。こうして日常生活のなかで死というものが見えなくなり、タブーになっていきました。アンチエイジングのように、いつまでも若くいられるかもしれないという考え方も、人の生活から〝老い〟や〝死〟が遠のいてしまったからこそ出てきたものでしょう。

一方、最近では「穏やかな死」とか「後悔しない死に方」という考え方があります。こちらは、むしろ死に対して積極的に向き合い、穏やかに、後悔しないように死を迎えようとしており、死をタブーとは捉えません。言うなれば、一方に死がタブーの人がいて、もう一方に死がタブーではない人がいる。

でも、私は、このふたつのタイプは一緒なのだと思います。死を遠ざけて目をそらしてきた人と、穏やかな死があるのではと追いかけている人というのはまったく同じです。つまり、いつまでも美しくいられるはずだ、死にたくない、死なないですむかもしれないとタブーにしていたかと思えば、ポンと反対側に飛んで、今度は幸せな死に方ができると思ってしまう。

実はその両極の真ん中に、死のリアルはあります。ひとつの命が消えていくという大仕事は、悲しくて、泥臭くて、けれど人の心をぐっとつかむ――それが、死のリアルです。そこをしっかりと見ていくためには「中道」という考え方が必要です。「今日は絶対に死にたくない」じゃなくて、「今日死んでもいいし、死ななくてもいい」、死に方も「穏やかでもそうでなくてもいい」。こうしたどちらか両極に寄らない緩やかさというか、力みのない心のありようが、究極の中道といえるでしょう。

最後に挙げたいのが、「縁」という考え方です。「因縁」という言葉は、もとは仏教の言葉だということをご存じでしょうか。すべての物事は、原因（因）があり、そこに偶発的な何らかの条件（縁）が関わって生じるのだと、お釈迦様はおっしゃったそうです。たとえば、私と師僧との出会いは、まさに因縁だったと思います。私は「出家したい！」と強く願っていたわけですが、先にもお伝えした通り、本来であれば、それは簡単にはかなうことではありませんでした。けれど、なぜか身近なところでふっとつながりが湧いて出て、今日、こうして看護師僧侶となった私がいるわけです。

この師僧との関係は、後になるほど不思議に思えてくるものでした。師僧はとても高名で、私のようにぽっと出の者がおいそれと会える方ではないのです。ですから、師といっても、最初にご挨拶に伺ったときと併せて、今に至るまでほんの数回しかお会いしたことがありません。けれど、私が出家を望んだとき、その方はたしかにそこにいて、私をこちら側の道へと誘ってくれました。

すべての出来事は因縁によって生じているはずなのに、ほとんどの場合、私たちは「縁」の部分は気にも留めずに見過ごしていて、すべて自分がしたこと、私が強く願ったからそうなった、と思って生きています。けれど時折、師僧と私のように、何かはわからないけれど、不思議な力が働いたとしか言いようがない、これがはからいだったのか、と気づかされる出会いがあります。これが、「縁」というものだろうと思うのです。

仏教の考え方が医療の現場にも応用できる

いくつか仏教の考え方をお伝えしましたが、これらは医療の分野にも応用ができます。患者さんに向き合うときに仏教の考え方を軸にすると、対応がずいぶん違ってきます。

たとえばアルコール依存症。自分でアルコール摂取の制御ができなくなり、病気として治療の対象になるものです。治療にあたって、医療者は患者に「絶対にアルコールを飲んじゃダメ」と指導します。徹底的に制限するのです。

けれど、そんなに簡単にやめられるものではなく、ほとんどの患者さんが、再びお酒に手を出してしまいます。すると医療者はダメ出しをして、薬を増やしたり、管理を厳しくしたりと、ますます「絶対に飲んじゃダメ」を押し付けるわけです。患者さんにとっては、たまったものではありません。飲まないようにとガチガチに気を張り続けた挙げ句、結局またプレッシャーに負けて飲んでしまい、またダメ出し。これがずっと繰り返されます。

医療者から飲んじゃダメと言われて管理されているとき、患者さんは医療の支配下にあります。上からの命令にただひたすら応えるという構図です。けれど、もしここで「中道」という考え方をすれば、「飲んでもいいし、飲まなくてもいい」と、緩やかな捉え方になります。このとき、主導権は本人に戻ります。ですから、もし本人が飲もうと決めて飲んだなら、それは失敗ではありません。もともと、飲んでもいいし、飲まなくてもいいと伝えてあるわけですから。大事なのは、飲んでもいいけれど、いかに飲みつぶれないようにコントロールをするかということで、そのためのうまい塩梅を、本人が見いだすことが目標です。

アルコール依存症の患者さんにどちらの対応が受けがいいかといえば、患者さん自身の主体性を認める「中道」の手法です。でも、これはある意味では冷たい一面もあります。身体の状態が悪ければ、飲んで亡くなってしまう可能性もあるからです。医療側は、死なせるわけにはいかないからこそ、無茶苦茶に怒ってでも飲酒の制限をするわけです。

でも、人間は遅かれ早かれいずれ死んでしまう存在です。「人間は百パーセント死ぬ」という真理から逆算して考えて、今の生き方をどうするかというのが仏教です。その人の命だから、どうするかは自分で決める。もし決めかねて困っているようだったら、そばにいて話を聞くよというのが仏教的アプローチなのだと思います。こうした仏教の考え方やアプローチを取り入れてみよう、と思う医療者がもっと増えてくれば、医療の現場にも違う風が吹きはじめるかもしれません。

仏教と医療の両方の視点を持って

私自身、看護師の仕事を長く続けてきたので、医療的な考え方はもちろん持っています。僧侶として仏教にふれてからはまだ十年と経歴は浅いですけれども、勉強しはじめて腑《ふ》に落ちるものがあります。つまり、仏教的アプローチと医療的アプローチのどちらも持っているので、実際の医療現場では、状況を見て「こっちの考え方のほうが、この患者さんにとっては楽そうだな」と思えるほうを提案するようにしています。仏教だけで相対そうとするには、無理なときもあるからです。

たとえば、相手がお腹が痛いというときに、「それは痛くてもいいし、痛くなくてもいいんだよ」などと言っても、本人は救われなくて苦しいだけです。痛みがあればそれを緩和するのが医療の役目です。けれど、もうすぐ命の終着点が見えてくるというときには、いくら医療者が出しゃばっても、死なないようにすることはできません。

残念ながら、今の医療の現場には、仏教に限らず宗教的なものが入る余地がないので、患者さんはほかに選択するものがありません。それで、医療の打つ手がなくなったらどうなるでしょうか。治すためにつらい治療にも耐えてきた患者さんやご家族としては、突然に梯子《はしご》を外されたようで苦しくなってしまうかもしれません。

そんなときには、やはり仏教の出番です。「どうにもならないなら、いっそ早く逝きたい」と思ってもいいし、「まだ死にたくない」と思ってもいい。そんな「中道」の考え方を共有して、患者さん自身が自分の体の状態や、その先にある終着点をそのまま見つめて諦観に至るまで寄り添う。そんな時間を持てるかもしれません。さらに言えば、それは仏教でなくてもいいのです。キリスト教でも神道でも、ただ「死なないために」と気を張りつめてきた状態から別の視点に立ってみることで、見える景色が違ってくるのではないかと思うのです。

ですから、医療という命を扱う仕事の現場においては、やはり医療と宗教の両方が共存していて、そのときの患者さんやご家族の気持ちに寄り添って使い分けられたらいいな、というのが私の願いです。

何も持たないひとりの人間として、死にゆく人と向き合う

夫の死後、スピリチュアルケアの勉強を始めていた私は、僧侶になってから、終末期の患者さんのもとに伺い、ただ話を聴くというスピリチュアルケアの活動を開始しました（スピリチュアルケアについては次章で詳しく紹介します）。

私は看護師の資格を持ち、知識や経験値もたくさんあるわけですが、患者さんに向き合うとき、それを持ちだすことはありません。また、僧侶だからといって、患者さんに仏教の教えを持ちだして説諭するわけでもありません。看護師であり、僧侶でもある、そういう自分が抱えているものを全部置いて、まっさらな何もない状態で一回一回のお話を聴いています。というのも、「僧侶として」とか「看護師として」といった自分の肩書きを持ちながら相対するのは、ある意味で、聞かせていただく側の防御策だからです。

今まさに死と向き合っている人と相対するのは、自分自身もまた、その方を通して

死というものの深淵を覗くこと。それは、決してたやすいことではありません。心は大きく揺れて乱れます。そのとき、もし私が、何も持たないひとりの人間として向き合うことが怖くてできないからと、僧侶とか看護師という鎧《よろい》を着て患者さんのところに行けば、決して患者さんと同じ場所に立つことはできません。あなたは病んでいる人、私は僧侶、もしくは看護師、という向き合い方では、患者さんに本音の話などは絶対してもらえないでしょう。

そもそも私は今、点滴や注射、薬を配るなど看護師としての業務はしていません。患者さんにとって「してもらう」という利害関係のある看護師では、スピリチュアルケアは無理だからです。看護師を怒らせたくない、いい関係をつくっておきたいと思った時点で、患者さんは本音をぶつけられるはずがありません。ですから、患者さんと向き合うときにはすべての肩書きを捨てて、ただひとりの玉置という人間で向き合います。

患者さんは、そんな私にどんな印象を持たれるでしょうか。頭を丸め、作務衣《さむえ》を着ているという、僧侶らしい見た目のせいで、亡くなった方へのお経をあげに来たのではないか、と思われることがあります。実際に、「あんたが来ると死んじゃいそうで縁起が悪いから来ないで」と言われたこともあります。これは、日本の仏教において、お葬式を執り行うことが長く主流となり、生きている人のスピリチュアルペイン（魂の痛み）に向き合う場面が減っていたことの弊害かもしれません。

それでも、いかにも僧侶という私のスタイルは、割と印象がいいようです。話を聴いてくれそうとか、お坊さんだから自分のことをわかってくれそうとか、特にお年寄りは仏教に対してはいいイメージを持たれていることが多いので、そう思ってもらいやすいのでしょう。ただ立っているだけで好印象を感じてもらいやすく、いきなり信頼関係が成立するような、そういう恩恵に与《あずか》ってもいます。

そうはいっても、患者さんの前に、すべてを捨てて玉置というひとりの人間として丸腰で向き合うことは、とても不安で怖いことでもあります。そうした心を支えてくれるのが、私の場合は仏教なのです。

目の前にいらっしゃる患者さんとは、それまでなんのつながりもなかったわけです。それが、さまざまな人や時間のめぐりあいのなかで、目の前のこの方とつながれた。

それこそが「縁」です。私という小さなひとりの存在でははかることのできない何か大きな力によって、今この一瞬、出会わせてもらい、命の最後の時間を共にさせていただいている。その「縁」の不思議に支えられ、真摯《しんし》に向き合わせていただく。それしかできない、それがすべてなのだと思っています。

第二章　スピリチュアルケアと仏教

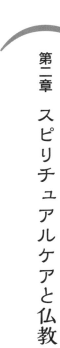

「スピリチュアルペイン」「スピリチュアルケア」ってなんだろう

「スピリチュアルペイン」「スピリチュアルケア」と聞いて、どのようなイメージが浮かぶでしょう。大半の方が、なにやら怪しいものではないか、と感じるのではないでしょうか。実際、私が二〇二二年に、一般の方四百六十五名を対象に行った『一般市民における「スピリチュアルケア」に関する認識調査』の結果、回答者の約六割の方が「スピリチュアルケア」という言葉に、「怪しい」「霊感商法」「だまされそう」などという負のイメージを持っていたことがわかりました。

「スピリチュアルペイン」「スピリチュアルケア」「スピリチュアルヘルス」といった概念が世界的に大きく取り上げられるようになったのは、一九九〇年代の後半です。その頃、保健医療の専門家たちは終末期の医療の在り方を見直そうとしていました。その流れに伴い、そもそも人間が健康であるとはどういうことなのだろうかとあらためて議論され、それまでの通例となっていた健康の定義「肉体的にも、精神的にも、そして社会的にも、すべてが満たされた状態にある」（一九四八年、ＷＨＯ憲章前文）に「スピリチュアル」を加えたらどうかという提案がなされたそうです。

結果、前文が変更されるには至らなかったのですが、この提案がなされた時点で、医療看護における教育の現場には「スピリチュアルペイン」「スピリチュアルケア」「スピリチュアルヘルス」といった考え方が入ってきました。ちなみに、日本では二〇〇六年に実施された看護師国家試験で、もうこのことに関する問題が出題されています。そのことからも、いかにこの概念が急速に広まったかがわかります。

ただ、広まったのはよいのですが、そこに理解と納得が伴っているかというと、どうやらあやしいのです。教科書には、スピリチュアルケアとは「全人的な痛みのケアである」とか、「霊的な痛みのケアである」などと書いてありますが、これを読んで、「なるほどそういうことか！」となりますでしょうか。私は、まったくピンときませんでした。

最近の話ですが、ある医療系の学会からお招きを受けて、スピリチュアルケアについてお話しさせていただきました。講演後の質問タイムで、会場におられた医師から

「ところで、玉置さんは、見えるんですか？」というご質問をいただき、思わず吹き出してしまったことがありました。そうなのです。「スピリチュアルペイン」や「スピリチュアルケア」は、本当に説明しにくい、理解しにくい、誤解されやすい言葉なのです。

「スピリチュアル〜」とカタカナを使うから理解できないのではないか。きちんと和訳をして日本語で表記しよう、という試みもなされてきました。たとえば、魂。「魂の痛み」「魂ケア」、いかがでしょう。なんだか、怪しさが増しているような気もしなくはありません。では、私たちは漢字を使うのですから、中国語での表記をそのまま使ってはどうでしょう。「スピリチュアル」は、中国語で「霊性」といいます。「霊性痛」「霊性ケア」。いよいよ本格的に「見えそう」な気配が漂ってきて、かんばしくないですね。このように、なかなかうまい日本語が見つからないのです。

というわけで、私は「スピリチュアルペイン」「スピリチュアルケア」という言葉をそのまま使いつつ、ひとりでも多くの方に「なるほど〜」と感じていただけるよう、あちこちでお話をさせていただいているというわけです。

胸の奥底の小さな箱

さて、では、「スピリチュアルペイン」とはなんでしょうか。

私たちは、胸の奥底にスピリチュアルの小さな箱を持って生まれてきています。この箱は、ひとりの例外もなく、すべての人が持っているものです。生まれたての赤ちゃんでさえ、もうすでに持っているのです。

しかし、普段、このスピリチュアルの小さな箱は、潜在意識の底の底にしまわれていて、塩漬けされています。取り出して眺めることはありませんし、その存在すら意識することはありません。普通に生活していたら、まったく必要ないのです。むしろ、しょっちゅう取り出して眺め回していたりしたら、生きづらくて仕方なくなってしまうでしょう。

ところが、この潜在意識の底に塩漬けしてあるスピリチュアルの小さな箱のふたが、開いてしまうときがあるのです。そのきっかけは、三つあります。

ひとつは、「自分の命の限りを認識したとき」です。私たちは、明日も、明後日も、生きているつもりでいますね。みなさまもきっとそうでしょうが、手帳やカレンダーには半年後の予定までびっしり書き込んであるのではないでしょうか。半年後も、生きているつもりなのです。なに、人生の十か年計画を立てている？　十年後も生きている気満々じゃないですか。

そうなのです。私たちは、ずっと生き続けていくことを前提に、今日を生きているのです。誰に保証されたわけでも、誰と約束を取り付けたわけでもないのに、いつの間にかそう思い込んでいます。が、実は、いつの日かこの世を去らねばならぬことは、生まれた瞬間から百パーセント確定しています。でも、そんなことを毎日考えていたら生きづらくて仕方ないでしょうから、考えないようにつくっていただいているのでしょう。

でも、ちょっと調子を崩して、病院で検査をして、結果、医師から「がんが見つかったよ」などと言われたようなときです。あれ？　ずっと続いていくとばかり思っていたけれど、案外早くにこの命は終わってしまうのか？　と、これまで見ないで過ごしてきた命の限りをまざまざと見せつけられたときに、塩漬けにしていたスピリチュアルの小さな箱のふたが開くのです。

ふたつは、「大切な人の命の限りを認識したとき」です。そのとき、自分の身体、つまり命には、なんの問題もありません。でも、自分の親が、伴侶が、子どもが、はたまた、友人が、職場の同僚が、とにかく自分にとって、大切で、愛しくて、失いたくない人が、命の限りを見なければならなくなったとき、その状況を認識した私たちのスピリチュアルの小さな箱のふたが開くのです。

三つは、「多数の生命が奪われる不条理を認識したとき」です。自然災害や事故、戦争などもそうです。たくさんの命がむざむざと持っていかれる様を目にしたとき、私たちはその不条理さ、虚しさ、無力さに悶絶《もんぜつ》します。そして、スピリチュアルの小さな箱のふたが開くのです。

実は、二〇一九年末から始まった「コロナ禍」と言われる現在の社会状況も、私たちに多数の生命が奪われる不条理さを認識させ、スピリチュアルの小さな箱のふたを開かせる原因になっています。

新型コロナウイルスに感染しても絶対に死なないというのであれば、私たちはこんなに大騒ぎをしなかったはずです。死ぬかもしれないから、危機感を覚えたのです。つまり、新型コロナウイルスは、死の影をまとっていました。そして、私たちの日常生活に入り込んできたのです。

先にお伝えしたスピリチュアルの小さな箱のふたが開く三つのきっかけは、どれも非日常でした。私たちは年がら年中大病の告知を受けるわけではありませんし、毎日のように大地が大きく揺れるわけでもありません。つまり、私たちの日常は、ほぼ安全だったのです。

ところが、コロナ禍になって、私たちの毎日は安全ではなくなってしまいました。ちょっと買い物に出るのでさえ、感染するかもしれない、感染したら命が危ないかもしれないと、日常的に命の限りを常に見せつけられる状況になってしまったのです。結果、ただ普通に日常生活を送っているだけなのに、スピリチュアルの小さな箱のふたが開いてしまうことになりました。明らかな因果関係の解明は今後の学術的な調査研究にお任せするのですが、今、うつ病の罹患数や自死の件数が増加しているという報告がなされています。私は、それが、スピリチュアルの小さな箱のふたが開いたことによって吹き出した「スピリチュアルペイン」がケアされていない結果なのではないかと、懸念しているところです。

答えはない

スピリチュアルの小さな箱のふたが開くと、その箱の底から、こんな言葉が湧いて出てきます。

「私の人生は、いったいなんだったのだろう」

「なんのために生きているのか、その意味がわからない」

「もう死んでしまいたいのに、お迎えが来ない」

「なんで私が死ななければならないのか」

これらの言葉が、スピリチュアルペインの叫び声です。

これまでの人生のなかで、こんなふうに思ったことがある、もしくは、こんなことを言っているのを聴いたことがある、というご経験のある方も多くいらっしゃるのではないでしょうか。

このようなスピリチュアルペインには、ふたつの特徴があります。

ひとつは、「答えはない」ということです。たいていの場合、スピリチュアルペインの叫び声は、疑問形で私たちの耳に届きます。「真面目に生きてきたのに、どうしてこんな病気になってしまったのでしょうか？」「なんとか娘の卒業式まで生きていたいのですが、大丈夫でしょうか？」。

私たちは常々、人から何か尋ねられたら、答えてさしあげたいと思いますね。ましてや、目の前にいる人が悩み苦しんでいる様子であればなおのこと、何か良い言葉をかけて、少しでも楽にしてさしあげたいと思うものでしょう。でも、その方が抱えているのがスピリチュアルペインだった場合、私たちはかける言葉を見つけることができず、きっとうまく答えられないはずです。

なぜなら、「答えはない」からです。他の人にはできるだろうに自分にはうまく答えられないとか、自分の力不足で答えが見つけられないとかではないのです。もともと「答えはない」のです。このことをしっかりと胸にしまって覚えておいていただきたいと思います。

そうでないと、だんだん、うまく答えることができない自分を責めるようになり、苦しくなっていきます。苦しくなれば、自己防衛本能が働いて、自分に苦しさを生じさせるものから無意識のうちに距離を置くようになります。つまり、スピリチュアルペインに苦しんでいる人から、離れてしまうのです。

スピリチュアルペインに向き合い苦悩している人にとっての一番の不幸は、周りに誰もいなくなってしまうことでしょう。だから、私たちは、「答えはない」のだということをよくよく覚えておいて、答えられない自分を責めることなく、その人のそばに居続けることが必要なのです。

ふたつは、スピリチュアルペインは、「聴いた人もダメージを受ける」ということです。スピリチュアルペインを今まさに抱えている人は、当然、大きなダメージを受けています。でも、そのつらい思いを聴いた人も、同じようにダメージを受けるのです。

このことも、すでにご経験されている方が多いのではないでしょうか。家族や友人の相談に乗ったあと、なんだか大きなため息が出てどっと疲れる……などというときがそれです。もともと、誰もがスピリチュアルの小さな箱を持っているので、人様のスピリチュアルペインを聞くと、どうしても共鳴して、自分の箱のふたも揺れだしてしまうのです。ですから、ケアをする人も、ケアをされなければいけない。ケアをする人のケアが、とても重要なのです。

でも、介護の現場のご家族や介護従事者、医療の現場の医師や看護師をはじめとする医療従事者、教育の現場の教師のような、通常ケアをする側に立つ人たちが十分なケアを受けることができていない現状があると感じています。これからの大きな課題です。

「スピリチュアルペイン」と「土地」——日本的なスピリチュアルペイン

さて、ここで、「スピリチュアルペイン」と「土地」の関係について、私が感じているところをお話しいたしましょう。

どこで生まれてどこで育ったか、というのは、私たちが思うよりずっと、私たちの深い部分、つまり、私たちの在り方そのものに直結しているようです。たとえば、初めて出席した初対面の人ばかりが集まる会合で、たまたま隣り合わせに座った人が自分と同じ地域の出身だったとわかったとき。「ああ、あなたも○○小学校だったの!?」と、一足飛びに関係性の距離感が縮まる、あの感覚です。

そこの土に実る植物。山。川。空気。祭り。風習。信仰。そして、その土地が紡いできた歴史が、知らず識《し》らずのうちに、私たちの奥深くにしっかりと沁み込んでいるようなのです。

こんなことがありました。

その方は、フィリピンの国籍を持つ方でしたが、異国の地である日本で、生命の終《しゅう》焉《えん》を迎えようとしていました。お国のこと、ご家族のこと、好きだった故郷特産の食べ物のこと、たくさんのお話をお聴きしましたが、その方が抱えていた最後の心配は「こんなふうに生きてきた私を、神は許し、迎え入れてくださるのでしょうか」ということでした。

他方、ある方は、日本で生まれ日本で育った方でした。同じく、この世で過ごす時間が残り少ないとわかってのお話の中でのことです。その方の胸の中に、最後まで残っていた心配は「親としてもう何もしてやれない私を、子どもたちは、許してくれるのでしょうか」でした。

どちらの思いもスピリチュアルペインと捉えることができそうですが、許しを請う相手が違っていますね。もちろん、どちらが良い悪いという話ではありません。その方が生きてきた背景によって、抱えるスピリチュアルペインは異なってくるということなのです。

こんなこともありました。

その方の生まれ育った土地は、歴史上のある時期、戦火に焼かれ多くの命が無残に奪われたところでした。今は当時のことを思い起こさせる雰囲気は微塵《みじん》もなく、きれいな海と青い空を求める観光客でにぎわっています。でも、その方は言いました。

「家の近所に、六本だけ残った大アカギがあってね。あの木はここで何があったのか、全部覚えているはずだよ。人間は、忘れちまっているけどね」。この言葉の底深くに静かに流れる〝痛み〟に、本当の意味で寄っていけるのは、やはり、同じ空気を吸い、同じ水を飲み、同じ景色を見て生きてきた人だけでしょう。

このように、「スピリチュアルペイン」と「土地」の間には、切っても切れない関係があると感じています。ですから、本当は、その土地で生まれたスピリチュアルペインは、その土地でケアされるのが一番よいのです。将来、スピリチュアルケアを志す人が各地域にたくさんいるようになり、スピリチュアルケアの拠点が小学校の数ほどできればいいな、と夢見ています。そして、そこでは、日本的なスピリチュアルペインに合った、日本的なスピリチュアルケアが実践される必要があると考えています。

物語の書き換え

これらのような特徴のあるスピリチュアルペインをケアしようとするのが、スピリチュアルケアですが、さていったいどのようにケアするのでしょう。思い切って簡潔に言うと、私は、「物語の書き換えのお手伝い」だと思っています。

日々の暮らしのなかには、さまざまな出来事があります。時間は、次々に起こる事実が鎖のようにつながることで、流れ過ぎてゆくのでしょう。でも、私たちはその事実を、そのまま記憶していくわけではありません。事実を認識したとき、瞬時にして物語をつくり、物語として蓄積していくのです。

たとえば、ある人が亡くなったとしましょう。事実は、ひとつの生命体の鼓動が止まったということだけです。そこには、是非もなく、可否もありません。でも、その事実を見て、Aさんは「あの人は幸せな人だった。きっとこれからも天国に行って楽しくやるだろう」という物語をつくります。でもBさんは「あの人はまだ死にたくなかったに違いない。未練で成仏できないだろう」という物語をつくるのです。

自分でつくった物語が、自分にとって非常に苦しいものだったとき、人はスピリチュアルペインを抱えるのだと考えています。

そうであれば、その物語を書き換えてしまえばいいのです。物語の書き手は自分ですから、書き換えることも自分にできるはずです。むしろ、自分にしかできません。

たとえば、自分にとって非常につらい物語をつくってしまい、それにとらわれて眠れなくなってしまったとしましょう。医者にかかってどうしても眠れないと訴えれば、薬を処方してくれるはずです。結果、眠れるようにはなったのですが、今度は胃の調子がおかしくなってきた……。これは、抱えている物語が書き換わっていないことが原因です。薬は身体に出ている症状は楽にしてくれますが、物語を書き換えてはくれません。やはり、自分がつくった物語を書き換えることができるのは、自分だけなのです。

さて、問題は、物語を書き換えるその方法です。私が最も有効だと感じているのは、「語る」ということです。何度も何度も繰り返し、そのことについて話すうちに、物語は少しずつ変わっていきます。「話す」ことは、抱えているつらい物語を「放す」ことなのです。

そして、その作業のお手伝いをするのが「スピリチュアルケア」です。ケアギバー（ケアを提供する人）はその人が物語を書き換えるために語る言葉を、ただひたすら「聴く」、ということになります。

もちろん、その聴き方には大いにコツが必要です。下手な聴き方をすれば、物語の書き換えを邪魔してしまうことになるからです。ただ、ここ十数年ひたすらスピリチュアルケア道を歩いてきて、それらのコツよりさらに深いところに、もっともっと大切なものがあるということが、最近ようやくわかってきました。

「する」のではなく「なる」

実は、私、ときどき日本語の使い方を間違えて「スピリチュアルケアをする」などと言ってしまいますが、これは誤りです。スピリチュアルケアは「する」ものではなく、後付けで「なる」ものなのです。

たとえば、ある方のお話を三十分間聴かせていただいたとしましょう。話し終わったあとで、その方が、「ああ、あなたと話したら少し気が楽になったわ」とおっしゃってくださったとき、振り返って、その三十分間がスピリチュアルケアだったのですねと「なる」のです。これは、スピリチュアルケアが、他のケアと明らかに違うところです。たとえば、患者さんに注射をするとか、患者さんのお身体を拭くとか、これらのケアは看護師である私が「する」と思えば、概ね成立させることができます。ところが、ことスピリチュアルケアに関しては、私ひとりが「する」と張り切ってつっこんでいっても成立するものではありません。むしろ主導権は相手にあります。その方が、よい時間だったと思ってくださらない限り、どんなに私が「する」と思っても成立しないのです。

ですから、ケアギバーである私にできるのは、スピリチュアルケアを「する」ことではなく、スピリチュアルケアが「なる」確率を高めることだけなのです。

必要な三つの力

では、どうやったら、「なる」確率を高めることができるのでしょうか。
スピリチュアルケアが成立するためには、三つの力が必要だと考えています。
ひとつは、今まさにスピリチュアルペインを抱えているその方自身が持つ「相手の力」。ふたつは、話をお聴きする場所が持つ「場の力」。そして最後は、スピリチュアルケアギバーであろうとする自分自身が持つ「自分の力」です。

これら三つの力がそれぞれ高まれば、三十分という時間の質量が高まり、スピリチュアルケアが成立する確率が高くなる、という仕組みです。

しかし、この三つの力の中で、自分自身で制御できるのは「自分の力」だけです。つまり、スピリチュアルケアが成立する確率を少しでも上げるためには、究極、己を鍛え、己の在り方の次元を上げること以外に活路はありません。

もちろん、基本的なコミュニケーションのテクニックや、心理学や哲学や医学などの学術的知識が必要ではないというわけではありません。でも、それらは単なる養分にすぎないのです。養分を基にどんな花を咲かせ、実を成らせるのか、それは自分次第。常にそれを問われているのが、スピリチュアルケアギバーなのではないでしょうか。

私の経験では、もう間もなく逝こうとしている方には、理論や常識やテクニックといったような、条件が変われば一緒に変わってしまうようなものでは相対することができませんでした。そんなものを振りかざしたところで、表面的な痛みにすら触れさせていただくことはできません。死期が近づいた方が気づいてしまったスピリチュアルペインに触れさせていただくには、もっと深く、そして、決して揺るがない何かがないとならないのです。

仏の教えとの出会い

思い返せば、脳外科の病棟で意識なく延々と眠り続ける方を看ていたときにも、消化器外科で抗がん剤の点滴を受けながら亡くなっていく方を看たときにも、私の心は処理しようのないモヤモヤを抱えて、もがき苦しんでいたように思います。

立場や価値観の違いによってさまざまに枝分かれし、幾通りにもなる行程の中で、これが正しい道だと信じて必死に追いかけていたものが、結局は科学の利己主義にすぎなかったのではないかと愕然《がくぜん》とする場面に数多く遭遇しました。そのたびに、何を軸として自分を立てていけばいいのか、皆目わからなくなっていきました。

いつしか、その「わからなくなっている」ということさえわからなくなり、鈍麻している自分を見て見ぬふりしていたように思います。

そうこうするうちに、主人を看取ったことをきっかけに、仏道に身を寄せるようになりました。ほんのわずか仏の教えをかじらせていただいただけですが、たまりにたまった澱《おり》が流れ出し、混沌がほどけていくのを感じたのです。

私が看護という科学を駆使して得ようとして得られずにいた答えはすべて、仏の教えの中にありました。

それは、真理です。社会が変わっても、時代が変わっても、脈々と変わることなく根底にあり続ける真理。それが、スピリチュアルペインに触れさせていただくために必要な、深く、そして、決して揺るがない何か、の正体だと思っています。

もちろん、真理を本当に知るのは容易なことではありません。たぶん、私は今回の人生では、その極みに行き着くことはできないでしょう。それでも一生涯をかけて追い求めていくしかない。だから「仏道」であり、「スピリチュアルケア道」なのです。

自分の軸となるもの

私にとって、看護師という科学に立脚する視点と、僧侶という死までをも包括する仏教的視点を持てたことは、幸いでした。それは、スピリチュアルケアの直接的な道具としてではありません。自分自身が揺るがずに安定して在り続けるためにです。

しばしば、「妙憂さんは、看護師と僧侶をどう使い分けているのですか？」というご質問をいただくのですが、使い分けるなんて器用なことはできていやしません。あえてお答えするならば、私にとって、看護師は職業です。そして、僧侶は生き方です。

前に、「ケアをする者はケアされなければいけない」と申しましたが、自分をケアしてくれるのは、なにも人でなくてはいけないというわけではありません。たとえば、ペットのネコちゃんや、ワンちゃんも、あなたを立派に支えてくれるでしょう。海や山、星や月といった自然に癒やされるという方もいらっしゃると思います。可愛がってくれたおばあちゃん、今は亡き親の言葉が自分を支えてくれているという方もいらっしゃるはずです。つまり、なんでもかまわないのです。大事なのは、「それ」が、自分の中のしっかりとした軸になり、たとえ風雪に視界を奪われることがあろうとも、立っていられるよりどころとなることです。

私にとっては、「それ」がたまたま仏の教えだったということです。

勘違いしてはいけないこと

ただここで、しっかりとわかっておかなければならないことがあります。それは、「自分にとっての〝それ〟は、目の前でスピリチュアルペインに苦しんでいる人その人の〝それ〟ではない」ということです。

こんなことがありました。私が主催させていただいているがん患者会に、ある高僧をお招きし、お話をしていただきました。それはそれはいいお話で、耳を傾けながら深く頷《うなず》き、うっすらと涙を浮かべていらっしゃる方もおられたほどです。お話が終わっての質問タイムに、ひとりの方が高僧に問いました。「私は死ぬのが怖くて、怖くて、しかたありません。どうしたら、この気持ちが少しでも楽になるのでしょう」。高僧が答えて曰く「私は死ぬのなんて怖くありません。なぜなら、仏に守られているからです。あなたも、仏を信じてすがって御覧なさい。きっと楽になりますよ」。質問なさった方は、ありがとうございますと首を垂れ、手を合わせていらっしゃいました。しかし、会が終えたあと、寂しげにおっしゃったのです。「あの方は立派なお坊さんだから仏様に助けていただけるんでしょうけれど、私なんかじゃ、信じたところでちっとも楽にはなれませんよ」。

また、こんなこともありました。

その方は、緩和ケア病棟に入院してこられた五十代の僧侶でした。血液がんの末期です。壮絶な闘いだったことが、治療の副作用で何も見ることができなくなってしまった目からもわかります。

最初にお伺いしたときは、えらくぶっきらぼうで、取り付く島もありませんでした。次にお会いしたときには、「ずっと信じてやってきたけど、自分がこうなってみて初めてわかった。死ぬのは、怖い。仏がいようがいまいが、どうしようもなく怖い。

あんたは『仏様が護《まも》ってくれる』なんていい加減なことは言わないでくれよ」と怒られまくりました。それでも「もし、虎屋のようかんがあったら、三分の一はあげてもいいくらい」だとＯＫサインのようなものをいただいたので、次にお目にかかる約束をさせていただきました。

でも、その約束は、かないませんでした。

ずっと考えていたのです。心から信じてきたものを否定しなければやっていられないほどの〝怖さ〟について。元気に飯を食らっている私にわかるわけもありませんが、それでも、何か、かける言葉がないものかと。

ご遺体にそっと触らせていただいたら、まだ少し温もりがありました。

しばらくすると、部屋の後片付けをしていた看護師が「これ、もらってあげて」と小さな箱を持ってきました。「売店にベッドごと行ってね、今度玉置さんが来たとき一緒に食べるんだって、買ってきたのよ」。五つの味があるチョコレートでした。「ものすごく楽しみにしていたのよ」。口の中が副作用の口内炎だらけで、ご自分はお粥しか食べられなかったのに、チョコレートを用意してくださっていたのでした。

患者会参加者の方の言葉、緩和ケア病棟に入院中の僧侶の言葉、どちらにも、みなさまの感性に響くものがあるのではないでしょうか。私は、ここから、「自分にとっての〝それ〟は、目の前でスピリチュアルペインに苦しんでいる人その人の〝それ〟ではない」ということを肚に落としました。

ですから、スピリチュアルケアが成立するといいなあと願いながらお話を聴くときには、相手の方に望まれない限り、仏の教えの話はいたしません。

仏教が私を支えてくれる

では、スピリチュアルケアと仏教は、どのような縁があるのでしょう。

もし、目の前にいらっしゃる方が「もう、死にたい」と言い出したら、それを聴いて平常心でいられる人は少ないでしょう。心がザワザワと波立ち、言いようのない焦燥や恐怖が恐ろしい勢いで私たちを支配してくるはずです。それで思わず「死なないでほしい」「生きていればいいことがある」「自分で命を終わらせるのはよくない」といったような言葉を口にしてしまう。しかし、果たして、このような言葉が、その人の痛みに届くでしょうか。たぶん、届かないでしょう。死にたいと思うほどの痛みに触れることができる言葉など、私たちは持っていないのです。

では、いったいなにができるのでしょう。

それは、「安定」していることです。どんな状況を耳にしても、どんな言葉を投げつけられても、ずっとそこに安定して在り続けることです。

これは、私の拙い経験からですが、終末期のベッドの上で、「私は死んでしまうのでしょうか」と問いかけてくる方は、誰よりも明確に、自分の命がもうじき終わろうとしていることをご存じです。だからこそ、とてつもない恐怖にのみこまれそうになっているのです。誰よりもご自身でわかっているのですから、私ごときにイエスかノーかの答えを求めて問うているのではありません。その恐怖を吐き出さずにはいられないから、問うているのです。そのとき、私がザワザワと落ち着きをなくしてしまったら、その方はますます落ち着かなくなってしまうでしょう。

スピリチュアルケアを成立させようとするときには、話を聴く者、つまり、スピリチュアルケアギバー自身が、いかに安定し続けているかが最も重要です。その安定が、エネルギーの粒となって静かに部屋を満たし、そして、目の前の方が抱えているスピリチュアルペインに優しく沁み込んでいく。そんなイメージです。

私にとって、私自身に安定をもたらしてくれるもの、それが仏の教えです。

仏の教えは、決して変わることのないこの世の真理を説いています。まだまだ学びはじめたばかりで、深い教えのほんのとば口に立ったにすぎませんが、その考え方のひとつひとつが軸となり、私の在り方を支えてくれているのを感じます。

では、宗教を持たなければ、スピリチュアルケアを志すことはできないのでしょうか。いえ、決してそのようなことはありません。

「スピリチュアルペイン」と「土地」についてお話ししたときにも触れたのですが、その方が神や仏の許しを望んでいるのであれば、仲介人として宗教家が介在するのは理に適っているでしょう。むしろ、宗教家でなくてはできないことがあるかもしれませんね。でも、そうではない場合。たとえば、子どもさんとの関係や、伴侶の方との関係、はたまた社会との関係、そういったことのなかに許しを求めているような場合には、宗教家でなくては介入できないということは、まったくありません。むしろ、宗教を持ちだすことが的外れになってしまうことのほうが、多いように感じています。

ですから、宗教を持たなければスピリチュアルケアギバーになれないなどということは、まったくありません。繰り返し申しますが、宗教はあくまでも、スピリチュアルケアギバー自身を支えるものです。スピリチュアルケアギバーには、己の在り方を支える軸となるものが必要だとは思っているのですが、それは、おばあちゃんの言葉でも、親の背中でも、海でも山でも、月でも星でも、それがケアギバーにとって立ち返るよりどころであり、己の安定を取り戻すことができる安全地帯であれば、なんでもかまわないのですから。

第三章

スピリチュアルケアの現場から1
——死にゆく人、家族に寄り添う

人生の最期に不時着しないために

　仕事でしばしば飛行機を利用するのですが、いつも、「飛行機の飛行は、人の一生によく似ている」と思ってしまいます。誕生が離陸。飛行中は、雨が降ったり、月光を浴びたり、さまざまな出来事を経て、着地は死。聞くところによると、飛行機は飛び立つときと着陸するときが難しく事故が多いそうですね。私たちの人生でも、出産と臨終が一大イベント。そして、ひとたび離陸したらいつかは必ず着地しなければいけないのも、実によく似ています。

　飛行でも人生でも、衝撃のない静かな着地を望まない人はいないでしょう。さて、私たちは、どうやったらソフトランディングできるのでしょうか。

　まずは、これからの日本がどうなっていくのか、確認しておきましょう。「高齢社会」と言われて久しい我が国ですが、今後はどうやら「超高齢多死社会」になるようです。二〇四〇年に向けて、高齢者の数はますます増加します。高齢者が増えれば、当然のことながら亡くなる人の数も増えます。今、一年間にどのくらいの人が亡くなっていると思いますか？　二〇一九年は約百三十八万人でした。今後、ますます年間の死亡者数は増えて、二〇四〇年には年間約百六十八万人が亡くなると予測されています。ちょっとピンとこないので計算してみたところ、二十秒にひとりが亡くなる計算になりました。

さて、この方々の終の棲家はどこになるのでしょうか。現在は、約八割の方が病院や施設で亡くなっていますが、実はもうパンク寸前です。現場では、余命三か月と言われて入院する終末期緩和ケア病棟のベッドが、半年待ちなどということも起きているのです。今後、さらに亡くなる人が増えれば、間違いなく破綻してしまうでしょう。つまり、これからは、自宅で療養し、自宅で看取らざるを得ない時代が間違いなく来るということです。

自宅で死ぬ。ある意味理想的であるかもしれませんが、果たして現実的でしょうか。私たちはこれまでずっと「死」を病院と施設に任せてきてしまいました。今さら急に「自宅で」と言われても、戸惑いを感じる方が多いでしょう。

なぜなら、私たちは「生老病死」を通しで見たことがないからです。昔は大家族で、おじいちゃんおばあちゃんと一緒に住んでいました。元気だったおばあちゃんが病気になり、家の奥で寝込むようになり、だんだん痩《や》せて小さくなって、そして亡くなる。そういった生老病死の流れを、日常生活のなかで見ていたことでしょう。でも現在は、核家族化が進み、そもそもおじいちゃんおばあちゃんと一緒に住んでいません。

「食べる」ということもまた、かつては生死に直結している体験でしたが、これも様変わりしました。昔は庭先で鶏を飼い、時が来ればそれを絞めて、いただいたのです。魚も各家庭でさばくことが多く、包丁で掻《か》き出した腸《はらわた》は昨日まで何かを食べて生きていたというリアルな証しでした。

自分の命を生かし続けるために、ほかのものの命をいただく。生きることとの裏には必ず死があることを、私たちは知らず識らずのうちに学んでいたのです。でも今、スーパーできれいにパックされた鶏肉や切り身の魚を買うときに、生きた鶏や魚の姿を思い浮かべる人がどれくらいいるでしょうか。つまり、私たちは「死」を見ないで過ごす文化をつくり上げ、ずいぶんと長い時間を過ごしてきてしまったのです。

しかし、年間百六十八万人が亡くなる時代は、確実にやってきます。今のままでは、あれこれうまくいかないことが起きてしまうでしょう。だからその時に備えて、今自分にできることを粛々と進めていくしかありません。

人生会議をしよう

ここで、「人生会議」について一緒に考えてみたいと思います。

医療や介護の現場で、意思表示が難しい状態になってもご本人の意向を尊重した医療を施すために行われているのが、「人生会議（＝アドバンス・ケア・プランニング Advance Care Planning：ACP）」です。統計によると、いざというときに約七割の人が意思表示をすることが不可能な状態になっているとわかりました。そこで、あらかじめ、自分はどこまでの治療を望むのか、医師や家族と相談しておこうというわけです。「人生会議」で話し合い、確認しておきたい内容は、次のようなものです。

①大切にしていること

②自分の生き方
③病気になったときに望む医療やケアと望まない医療やケア
④自分で意思表示ができないときに望む治療
⑤自分の代わりに判断してほしい人
⑥これだけは嫌なこと
⑦最期まで暮らしたい場所

命あるものいつかは死ぬと知ってはいても、果たしてそれが我が身にも起こることとして肚に落ちているかというと、決してそうではないようです。大病を患ったみなさんが、口をそろえて「まさか自分がこうなるとは思わなかった」とおっしゃるご様子を拝見するにつけ、私たちはいかに「死」を考えずに日々生きているのだろうかと感じます。しかし、それは怠慢ではなく、むしろ、寿命を全うするために与えられた防御装置のような気もするのですが、いかがでしょうか。

とはいえ、どんなことでもいずれ必然の事態について、事が起こってから青天の霹《へき》霹《れき》靂と慌てふためくより、あらかじめ準備しておいたほうがよいのは言うまでもありません。なかでも、「死」について考えておくことは、〝人間の器〟を大きくするのではないかと思っています。もし、器の大きさを測る表があるとしたら、縦軸は〝守るべき人の数〟、横軸は〝どれくらい先のことを考えているか〟。今回の人生において、一番遠い先にあることは「死」ですから、横軸の数値が伸びればそれだけ〝人間の器〟が大きくなるというわけです。

ただ、すべてはうつろうものだということを忘れないでおきましょう。「人生会議」で決めたことも、また然《しか》りです。

私が勤務している緩和ケア病棟では、入院時に必ず「人生会議」を開いています。なかには、だいぶ前からエンディングノートを準備していらして、「延命治療は望まない」としっかり意思表示しておられる方もいらっしゃいます。ただ、人の心は変わるものです。体のどこも痛くなく息も苦しくないときに考えたことと、実際に痛く苦しいなかで考えることは、やはり違います。刻々と変わる状況下で、朝に夕に考えが大きく揺れて当然なのです。だから、「人生会議」は一度しておけばそれでいいというものではありません。周りの人はもちろん、ご本人も言うことが変わることを怖れず、丁寧に回数を重ねていく必要があるでしょう。「人生会議」は、どうするかを決めることが目的ではなく、そこに至るプロセスを丁寧に歩んでいくことが大切なのです。

そしてもうひとつ。「人生会議」は〝かっこよくなくていい〟ということも忘れずに。人間とて、単なる生きものです。生きものは、一分でも一秒でも長く生きていたいと願う本能と使命を持っているように思います。終末期にある患者さんから「生きていると周りに迷惑がかかる」とか、「何もできなくなってしまったから生きている価値がない」などとしばしばお聴きするのですが、そのたびにモヤモヤする自分がいます。これまでの人生、ずっと周りに気配りを重ねてこられたのですから、最後くらい自分の本音を押し通しても罰は当たりませんよ。少々迷惑をかけようが、何もできなかろうが、いいではありませんか。「人生会議」では、ご本人が思う存分本音を口に出せる雰囲気づくりが、なによりも重要だと思っています。

死の三か月前頃から起きる変化

人の人生が十人十色であるように、「死」のかたちも千差万別です。ひとつとして同じ「死」はありません。でも、生きものとして、死にゆくときに辿る変化は似通っているようです。概ねの流れを知っておくことは、有事の時——医療難民、介護難民になった家族を自宅で看取る際に、必ず役に立ちます。もちろん個人差はありますから、これからのお話は、「だいたいこんな感じ」と捉えていただければと思います。

死に向けた変化は、三か月ほど前から始まるようです。その三か月の間に亡くなりゆく人の身体に起こる現象を、看護師としての経験や、夫を自宅で看取った際の体験からお伝えします。

【身を引く】

「死」の三か月ほど前から、「身を引く」という変化が現れてきます。これまで熱心に参加していた集まりに出かけなくなり、人に会うのを面倒がって、世の中の出来事やニュースへの興味も薄れてきます。

私たちは常日頃、意識を外側に向けて生きています。それは、生きていくのに必要な情報を得るためなのです。だから、もうじきこの世を去る人にとって、人に会ったり、新聞を読んだりして得る情報は、さほど重要ではなくなってきます。それよりも、意識を内側に向けて、自分が歩いてきた人生を振り返る静かな時間を必要とするようになるのです。

【食が細くなる】

それと同時に、だんだんと食べる量が少なくなってきます。「なんだか食欲がわかない」「お腹がすくんだけど、いざ食べると入っていかない」……。この時期にさしかかった人たちは、みなさんそんなふうにおっしゃいます。私たちがものを食べるのは、この肉体を維持するために必要な熱量と栄養を摂取するため。ですから、もう少しでこの肉体を脱ごうとしている人にとって、食べることはさほど重要ではなくなってくるのです。食べない人を見ると、私たちは不安になります。生まれてからずっと「食べて」生きてきたからです。だからなんとか食べてもらおうとしてしまいますが、ご本人は食べられないことに苦痛を感じていません。むしろ、周りから食べろ食べろと言われるほうがしんどいようです。

どこにも出かけず、あまり食べず、一日のなかで横になったり寝ていたりする時間がだんだんと長くなっていきます。

時間はさらに過ぎて「死」のひと月前頃になると、次のようなことが起こってきます。

【見当違い】

「さっき、そこに親父が来ていた」など、とうに亡くなった人に会ったり、話をしたりしたと言い出すことがあります。あまりにも本当のことのように話すので、周りは戸惑い、不安にもなりますが、この見当違い、かなりの人が経験するようです。最近ではこれを「お迎え現象」ととらえて、研究を進めている医師もいます。実際、お迎えが来てくれているのかどうかはわかりませんが、ご本人にとっては本当に起こっていること。周りは慌てて否定するのではなく、静かに耳を傾けてあげてほしいと思います。

【体の変化】

一方、身体の状態はどんどん不安定になっていきます。私たちの生命力というのは、言い換えれば「同じところにあり続けようとする力」だと言ってもいいでしょう。だから、血圧も、呼吸数も、体温も、平均値におさまっています。「死」が近づいてくると、この同じところにあり続けようとする力が弱まってしまいますから、血圧も体温も簡単に上がり下がりし、呼吸状態も安定しません。身体全体のバランスが不安定になってくるのです。この時期を境に、生命力は、コーヒーに垂らしたミルクよろしくだんだんと広がっていきます。そしてやがて霧散し、消えていく。それが「死」です。

【お別れを言う時間】

寝ている時間が増え、目を開けたと思うと見当違いなことを言っていた人が、ある日突然しゃきっとすることがあります。おかしなことを言っていたのが嘘みたいにまともなことを言い、「○○さんに会いたいな」と人に会いたがったり、「寿司を食べたい」などと言って本当にパクパクとたいらげたりします。周りは、病状が回復したと大喜び。しかし、この状態は長くは続きません。人は最後に、周りの人にお別れを言う時間を与えられているようです。「家に帰りたい」「墓参りに行きたい」などの希望があったらぜひともかなえてあげてください。

この先は、坂道を転がり落ちるように体調が悪化します。予備知識がないと、周りがお別れの心構えをするゆとりもなく、容体が急変してそのまま、ということも起こりえます。

死の数日前から起きる変化

「死」の前に起こる変化について、さらに時間軸を進めてみましょう。

【体の変化】

亡くなりゆく人に残された時間が四十八時間ほどになってくると、目に見える様子はますます不安定になります。

呼吸のリズムは、息と息の間が長～くあいたかと思うと、「すう、はあ、すう、はあ」と速くなったり、一定ではなくなります。そして、喉元からゼロゼロと痰《たん》のからまったような音が聞こえてくることもあります。

じっとしていられず、意味のない動きをしたり、突然立ち上がろうとしたりすることもあります。

皮膚の色は全体的に悪くなり、特に肘や膝、足首あたりの皮膚が紫色のまだらになったり、指先や爪の色が変わったりします。お通じがなくなり、お小水の量が極端に少なくなってくると、最期の時まであと二十四時間ほどになります。

【呼吸の変化】

この頃、またしても呼吸の状態が変わり、大きく顎を引きながら喘《あえ》ぐように息をする「下顎《かがく》呼吸」が始まります。一見苦しそうに見える呼吸ですが、ご本人は苦しくないと考えられています。生命がその幕を下ろそうとするときに起こる自然な呼吸の変化ですから、慌てることはありません。下顎呼吸が始まったら、ご家族やご親戚、ご友人など、会わせておきたい人にご連絡をしていただくのがよいでしょう。

しばらくすると、止まっていたお通じとお小水が堰《せき》を切ったように出てくることがあります。血圧が極端に下がり、肛門や尿道口が開くためです。もう間もなく、お別れの時がくる合図です。

【最期の呼吸】

一度か二度の長い間隔をあけた大きな呼吸をし、最後は息を吸って呼吸が止まります。「息を引きとる」という言葉はここから生まれたと言われています。呼吸が止まり、心臓が止まって、死が訪れます。

【死後の変化】

そのあとも、体はどんどん変化していきます。

血液が血管から漏れ出してくることによって、床に近い体の部分が赤紫色に変色する死斑《しはん》、老廃物がたまることによって体が硬くなる死後硬直が、死後二時間頃から始まります。

体温は一時間に二度ほどのペースで低下し、室温と同じになるまで下がります。皮膚は乾燥し、徐々に目の角膜が白く濁《にご》りはじめて、外気温が高ければ二十四時間も経過すると自己融解、つまり、腐敗が始まります。

こうやって、私たちは土に還ってゆくのです。

【心の変化】

さて、ここまで「死」の前に起きる体の変化についてお伝えしてきましたが、私たちには心もあります。心はどのように「死」を受容していくのでしょうか。

E・キューブラー・ロス女史（アメリカの精神科医）は、「あなたは死ぬ」と宣告された人は、次の五つの段階を踏んで「死」を受容すると説きました。

第一段階は、「否認」。予期しない衝撃的な事実をまずは否定し認めません。第二段階は、「怒り」。なぜ自分がこんな目に遭うのかと、怒りが湧きます。第三段階は、「取り引き」。神や仏にすがったり、高額な民間療法に手を出したり、延命のためにもがきます。第四段階は、「抑うつ」。取り引きが無駄であることを知って無力感に襲われます。第五段階は、「受容」。己の終焉を静かに見つめる穏やかな境地に至る、というのです。

看取りの現場におりますと、この通りに「死」を受容していく人ばかりではないことがわかります。でも、死にゆく人の心中を推し量るひとつの目安としては、大いに役に立つのです。

ここまで、「死」に至る過程についてお話ししてまいりました。死にゆく人に寄り添おうとするとき、まずは、「死」そのものについて少しでも知っておくことが大切だと思うからです。「死」というのは本当に不思議なもので、万人がいずれ経験するのに、周りにはひとりも「死んだことのある」経験者がいません。私たちはあの手この手を使って、「であろう」と見当をつけるしかないのです。

家族のケア――家族だから、家族だけど

ここからは「家族のケア」について一緒に考えてみたいと思います。

死は本人のみならず、愛する人を失う家族にとっても大変つらいものです。そのつらさが耐えがたいのは、根底にスピリチュアルペインがあるからです。

第二章でも触れましたが、私たちは誰もが、胸の奥底にスピリチュアルの小さな箱を抱え持っています。普段、その箱のふたは閉じていて、私たちはその箱のことを意

識する必要もなく暮らしています。ところが、あるきっかけでその小さな箱のふたが開くのです。そのきっかけとは、自分が「死」に直面しなければならないような状況になったとき、災害などで多くの尊い命が一度に失われてしまったようなとき、そして、愛すべき家族の死に直面したときです。

スピリチュアルの小さな箱のふたが開くと、中から次のような問いが湧き上がってきます。「私の人生はいったいなんだったのだろう」「なぜ死ななければならないのだろう」「もう早く死んでしまいたいけど、お迎えが来ない」などなど。生きる意味や自分自身の存在など「生」の根源そのものが揺らいで感じるものが、スピリチュアルペインなのです。

スピリチュアルペインにはふたつの特徴があります。ひとつは、答えがないということ。「なぜ」「どうして」と、問いの形で口にされることの多いスピリチュアルペインですが、この問いにはもともと答えがありません。もうひとつは、スピリチュアルペインの叫び声は、同じようにスピリチュアルの小さな箱のふたが開いている人にしか聴こえないということです。そして、聴こえてしまった人は平気ではいられず、必ずダメージを受けてしまうのです。

あるご家族の話をさせていただきましょう。七十代のご婦人Aさんが、末期のがんで入院されました。入院当初、三人のお子さんたちは頻繁に病室を訪れ見舞っていました。ところが、一週間、二週間と経つうちにだんだんと面会に来なくなったのです。ナースステーションでは「冷たい家族」などと囁《ささや》く声もありました。

でも、本当に「冷たい家族」だったのでしょうか。入院当初から、Aさんは面会に来るお子さんたちにしばしば「こんなになって生きていたらあなたたちに迷惑がかかるから、早く死にたいのにお迎えが来ない」と言っていました。これは、Aさんのスピリチュアルペインの叫び声です。治らない病を抱え、苦悩する魂の声なのです。でもこの悲痛な叫び声は、同じようにスピリチュアルの箱のふたが開いてしまっている子どもさんたちに、大きなダメージを与えます。人は本能で、ダメージを感じるとその原因から距離をとって己を防御しようとします。つまり、お見舞いに来なくなるのです。表面的には仕事が忙しいとか、病室に行ってもやることがないとか、そんな理由を口にしますが、本当の理由はここにあるのです。家族だからこそ、死にゆく人の魂の痛み、スピリチュアルペインがわかる。でも、わかるがゆえにダメージを受ける。それで、家族だけれど、そばにいられなくなってしまうのです。

そうやって、やむにやまれず距離をとってしまっているうちに、Aさんは亡くなりました。ご遺体を囲んで「もっとそばにいてあげればよかった」と、お子さんたちが後悔されていたのを覚えています。

このように、死にゆくご本人だけでなく、看取る家族のスピリチュアルケアも大事なのです。ましてご家族同士ではケアし合うことが難しいからこそ、看取りの時期には双方をケアする第三者が必要です。

それは、夫婦の間にいる猫のような存在でしょうか。「ミーちゃん、パパにおトイレきれいにしてってお願いして」「なんだ、ミーちゃん、おしっこしたの？　よしよし」。「あなた、猫のトイレくらいきれいにしてよ！」と直接言えば波風が立つようなことでも、猫を介せばうまくいくように、家族のケアも第三者によって風通しがよくなります。

家族のケア――生きていて。でも……

次に、家族として見送る側、見送られる側の、触れたら崩れそうな危ういバランスをどう扱えばいいのかについて考えてみたいと思います。

Bさん（七十代、女性）は末期のがんで、もうあと三か月の命と宣告され、自宅で療養生活を始めました。二人の娘さんが代わる代わる泊まり込んで熱心に看病をしたのが功を奏してか、四か月目を迎えてもBさんの病状は安定していました。でも、それとは裏腹に、だんだんと娘さんたちの表情は硬くなっていったのです。ときには、どちらが泊まるかで揉《も》めるようなこともあったそうです。

そんなある日、上の娘さんがぽつりとこぼしました。「おかげさまで、医者から言われた三か月は過ぎたのですが、母は生きています。本当にありがたいことです。でも、最近、妹も私もくたくたで……。いったい、いつまで続くのかと……」。

それから二週間後、Bさんは静かに息を引きとられました。四十九日を過ぎた頃、上の娘さんから一通のお手紙をいただきました。そこには「私があんなふうに思ったばっかりに、母は慌てて逝ってしまいました。私が母を、この世から追い出してしまったんです」と、苦しい胸の内が書かれていました。

Cさん（八十代、男性）は、緩和ケア病棟に入院しておられました。人生の残り時間が少ないとはとても思えないほどお元気で、「いやあ、快適ですよ。ここに入れてよかった。まだまだ長生きできそうだ」と明るく話していらしたのです。

ところが、次に伺いましたら、数日前とは打って変わって暗い表情をしていらっしゃるではありませんか。ぽつりぽつりとお話ししてくださったのは、こんなことでした。「入院費が、思ったより高いんですよ。ここへ来てまだまだ生きられると喜んでいたんだけど、生きていれば生きているほど金がかかるんです。こうやって寝ていても、チャリーンチャリーンと金の減る音が聞こえてくるようで……。私が頑張っちゃうと、息子たちに迷惑がかかってしまうんだなあ……。ゆっくり寝てなんていられないですよ。早いとこ逝かないと……」。

数日後、息子さんと偶然お会いすると「いつもお世話になっています。頑固者だから、ご迷惑をおかけしているんじゃないですか。最近はもう金のことばっかりで……。困ったもんです」と苦笑いされていました。

傍《はた》から拝見していると、Bさんがどれほど娘さんたちに感謝し、最期の時間を穏やかに過ごされていたかがわかります。この世から追い出されたなんて、微塵《みじん》も思っていないでしょう。そして、Cさんが、どんなに息子さんたちのことを思っていらっしゃったかもわかります。決して頑固者の金の亡者なんかではありませんでした。

これが、渦中にいる方々と傍らにいる者の、見え方の違いなのではないでしょうか。どちらが正しいとか間違っているとかではなく、そういうものだと思うのです。誰だって、心身に負荷がかかれば、見えるものも見えなくなります。見え方だって、変わってしまうのです。そんなとき、傍らにいる者が「そうじゃない」と叱りつけたり、「しっかりしろ」と尻を叩いたりするのは、いかがなものでしょう。それで物事がうまく回るのならよいのですが、かえって危ういバランスを壊してしまうこともあるような気がしてなりません。

傍らにいる私たちにできることは、それぞれの方の話にしっかり耳を傾けること。そして、聴いたことのうち、どうしても必要なこと以外は口外せずに、胸にしまっておくことではないかと感じています。ただじっと黙って座っている猫のように。でも、黙って寄り添っている猫の存在が、助けになることもあると思うのです。

逝く人の心に寄り添う①

さて、ここからは、私の胸の奥に大事にしまっている宝物のお話をさせていただこうと思います。もうすぐこの世から旅立とうとされている方々と過ごさせていただいた時間は、どれもこれも私の大切な宝物なのです。

七十代の男性、Dさんに初めてお会いしたのは、病室でした。現場のスタッフからは「気難しい」「クレームが多い」「要注意人物」と聞かされていて、少々緊張しての初回訪問だったことを覚えています。

Dさんはかつて、バリバリの企業戦士でした。戦後の混沌とした焼け野原から立ち上がり、今日の日本をつくった世代のおひとりです。だからでしょうか、とても現実的で、合理的。奥様曰く「家のことはすべて私に任せっきり」。仕事、仕事、仕事の人生だったようです。

そんなDさんですから、ご自分の病状、治療、日々の体調管理には厳しいチェックの目が入ります。「この点滴はなんのためにやっているの?」「今後の治療方針は?」……。問われたスタッフが少しでも言い淀めば、大声での叱責となっていたのです。

Dさんが私と話すことを希望されたのは、ご自分の戒名と葬式と墓の準備をするためでした。遠く離れた他県に先祖代々の墓はあるものの、「家族が墓参りに行きやすいように」と、都内へ移転したいご希望があったのです。いくつかの霊園の下見に出かけ、戒名を相談し、葬式の段取りまで事細かに取り決める作業に、日々没頭しておられました。

ご自分の死に真正面から向き合うお姿に、私は深く感服していたのですが、奥様はそうではありませんでした。「最後まで自分勝手」「わがまま」「ひとりよがり」といった言葉が、会話の端々にちらつきます。

でも、Dさんとお話ししていると、並々ならぬご家族への愛を感じるのです。「あまり一緒にいてやれなかった」奥様が、自分の死後、寂しい思いをしないように墓を近所に持ってきたい。「小さい頃、かまってやれなかった子どもたちが困らないよう」葬儀の段取りはしっかり決めておきたい。すべての行動は、ご家族への想いから始まっているのですから。

「Dさん、私、あなたの想いが奥様にうまく伝わっていないように感じることがあるのですが……」。ある日、恐る恐るそう切り出してみると、しばらく黙ったあと、Dさんは「長年かけてつくってしまった溝があるんだ。仕方ないよ」とため息をつかれました。

ドラマでしたら、最後に涙を流してわかりあって旅立ち……、ということになるのでしょうけれど、現実はそう単純ではありません。お二人の間にある溝は埋まることなく、Dさんは旅立っていかれたのです。

Dさんが事細かに立てた計画のなかには、死後の法要についても言及されていました。その取り決め通り、先日、三回忌の法要を執り行わせていただいたときのことです。

「三回忌を迎えて、やっと素直に泣けるようになった気がします。あれこれと最後まで自分勝手に決めていったと腹を立てていたのですが、そのひとつひとつに、助けられていることを感じるのです。主人がこの霊園を選んだ理由は、この景色。あのときは、最後まで見栄っ張りだと思っていましたけれど、主人は、墓参りのたびに私が見るであろう景色を選んでくれていたのですね」

Dさん、今頃はさぞかし大得意でいらっしゃるでしょう。「やっとわかったか」と、口では言い捨てながら、少し照れていらっしゃるご様子が目に浮かぶようです。

人と人とのつながり。家族の縁。深ければ深いほど、簡単にはいかないこともあります。肚に落とすには、数年という長い年月を必要とすることもあるのです。その長い年月に伴走することができるのが、仏道なのだと感じています。

逝く人の心に寄り添う②

Eさんは七十代後半の女性で、茶道の師範でした。凛としたたたずまい。口調も穏やかで、ひとつひとつの言葉を丁寧に選んで話される方でした。「もう私ね、肺がダメなの。仕方ないわ。これも運命でしょう」と、ご自分のご病気にもしっかりと対峙《たいじ》していらっしゃいました。

でも、だんだんと病状が進行し息苦しさが強くなってからは、「苦しい」「早く逝きたい」「もうたくさん」と、言葉を放り出すように話されることが多くなりました。医師も看護師も、全力でEさんの苦しさを緩和しようと努めてくれましたが、容体は乱高下しながらしだいに悪くなっていったのです。

あの日の朝、いつものように伺うと、Eさんはいつになく穏やかな表情で、私の顔を見るなりこうおっしゃいました。「玉置さん、私、やっと今日、逝けることになりました。今まで、ありがとう。一緒に過ごした時間が何十年にも感じるわね」。

お体の状態はたしかに良くないとはいえ、今日云々というようにはとても見えず、私はただただ頷いてお聴きするしかありませんでした。部屋を出て立ち話をしたEさん担当の看護師も「疲れちゃったのでしょうね。気分転換の方法を考えてみます」と言うくらい、Eさんの「今日、逝く」という言葉は、実際の状況とかけ離れていたのです。

ところが、昼を少し過ぎた頃から、Eさんの体調はみるみる変わり、その日の夕方に静かに旅立っていかれました。

帰り道、空は息を呑むような見事な夕焼け。思わず足を止めて見上げたとき、Eさんのおっしゃっていた言葉が記憶の底から〝ふわぁ〟っと浮かんできました。「私、茜色《あかね》が大好き。お着物もよく茜色で仕立てたの。年をとってからは遠慮していたけれど、やっぱり一番好きな色だわ」。

Eさんは、大好きな茜色をまとって、逝かれたのです。

飲食店を経営していたFさんは五十代の女性で、とても威勢のいい方。「もうこうなったらしょうがないのよ。ポンコツだからさ！」と、ご自分の病気さえも笑い飛ばす勢いです。「そのやり方はダメ」「もっとこうしたほうがいい」と、私にもしばしばご指導が入り、Fさんと一緒に過ごさせていただく時間はとても楽しく、大いに勉強させていただきました。

ある日の夜、珍しくFさんの目に涙。Fさんの勢いのある言葉の裏には、底知れない不安と悲しみがあることを感じていましたから、むしろ、涙を拝見してほっとしたのを覚えています。「夜になるとさ、弱気になってダメ。今日はこんなんで、ごめんね」。ぽつり、ぽつりと言葉をつなぎます。「先生からはあと二か月って言われたけど、どうしても再来月まで生きていたいの。○月×日まで。その日までは、なんとか生きていたい。大丈夫かな」。もとより私ごときにわかるわけもなく、Fさんがなぜ○月×日にこだわられるのかもお聴きしませんでしたが、ただただ二人して「そうなるように祈ります」「うん、頼んだからね」と約束を交わしました。

Fさんは、最後の最後まで全力で頑張られ、見事に○月×日を一日越えて、逝かれました。

逝く方のお話を聴かせていただくほどに、私たちを包むなにかとてつもなく大きなものに畏怖の念を抱かずにおれません。すべてを超越したその大いなるものにとって、人の生老病死を操ることなど朝飯前でしょう。たぶん、この世に生まれさせたと同時に、いつ去らせるかも決めているのだと感じます。

でも、その大いなるものは、無情ではありません。ちっぽけな人間の意をひろいあげてくださる慈愛を持ち合わせておいでです。その大いなるものを、私はたまたま仏とお呼びしているのではないかと、ふと思う毎日です。

逝く人の心に寄り添う③

Gさんは、六十代半ばという若さで肺がんを患い、余命三か月と宣告されていらっしゃいました。治療の後遺症で頭髪が抜け落ちたそのたたずまいは、むしろ静謐《せいひつ》で崇高です。実際、彼女の話し方や表情には、すべてを受け入れた人の強さに根付く徳のようなものが滲《にじ》み出ていました。

彼女と、まるでそこだけ時間の流れが違っているような病室で、お話をさせていただくことをなによりも楽しみにしていたのは、私のほうでした。

とある日、彼女がこんなことを言ったのです。

「いつでも言えると思っていたから、娘に伝えていないことがあるの。それはね、黒豆の煮方だったり、着物の干し方だったり、しょうもないこと。だから、ついつい後回しにしていたの。でも、気づいたら、私にはもう時間がなくなっちゃった。病室にひとりでいると、そんなしょうもない、でも伝えておきたいことが次々に浮かんでくるのよね。浮かんだときに書き留めておけばよいのでしょうけど、こんなこと、エンディングノートに書くことでもなし、ましてや遺言って感じでもない。かといってそのへんのノートに書き散らしておくのも、私が死んだあとうっかり捨てられちゃいそうだしね」

その言葉をきっかけに、私たち二人の妄想が始まりました。

「伝えておきたい想い、伝えておきたい事柄、それらを思いついたらその場で書き込んでいくだけで、一冊の本になったらいいね」「その世界に一冊しかない本を、娘さんに贈る。その本を読むたびに、きっと娘さんの心の中でお母さんの姿や言葉が立ち上る」「それなら、死んでからも娘を支えてあげられるかも」。

ひとりの人間がたしかにここに生きて、時を重ねていたことを残す、エンディングノートでも遺言でもない、一冊の本……。

「Gさん、つくりましょう！　ないなら、つくりましょうよ！」。「ええっ？」と目を丸くしながらも、パーッと広がったGさんの笑顔が今も私の胸の奥に鮮やかです。

それからは、内容を考えたり、デザインを考えたり、制作に協力してくださりそうな方々を探したり、資金集めを検討したり、急ピッチで作業を進めました。次々と不思議なご縁がつながり、Gさんの想いがどんどん形になっていきます。そのたびに、二人して手を取り合い喜びました。

書きやすさを追求したために特殊な綴《と》じ方をしなければならない本を印刷してくれる会社がやっと見つかった頃、本の題名を『今日の結言《ゆいごん》』と決めました。

今日の結言。ふと思いついたことを、その日その日に言葉にして残す。その言葉は、書き手と読み手を結ぶ言葉です。想いを結ぶ言葉です。整っていなくていい。粗削りでいい。思いついたことそのままを書くだけで、一冊の本になる仕組みです。『今日の結言』がだんだんと形になっていくのと反比例するように、Gさんの病状は悪くなっていきました。最初は「この本ができるまで、私、絶対に死なない気がする！」とおっしゃっていたGさんが、「私が死んでも、続けてね」「できあがったら、仏壇に供えてね」とおっしゃるようになって間もなく、会話も難しい状況になってしまいました。

もう今夜かもしれないというその夜、苦痛を軽減するための強い鎮静剤のおかげで、Gさんの表情は穏やかです。「もうお話はできないかも……」と看護師さんが言うので、せめてGさんがいつも気にされていた『今日の結言』の進捗《しんちょく》状況をお知らせしたいと耳元で静かに話しかけました。すると、なんと、Gさんの口元が動いたのです。

「……チャ……ネ……セ……ンデ……ン……シ……ナク……チャネ……」――。

〝宣伝しなくちゃね〟。

Gさんが最後の最後まで応援してくださった『今日の結言』。年内には世に産み落とすことができそうです。Gさん、やったよ‼

第四章

スピリチュアルケアの現場から2
——生きづらさを抱える人に寄り添う

生きるためのスピリチュアルケア

「スピリチュアルケア」というと、「人生を終《しま》うときのケア」と思われるかもしれませんが、私はそうではないと考えています。

人は生まれたときから、心の中に小さなスピリチュアルの箱を持っています。日常生活が概ね滞りなく流れているとき、その箱は潜在意識の深い、深いところに塩漬けにされています。でも、ひとたび流れが滞ると、その箱のふたが開くのです。そして中から「なんのために生きているのか」「どうせ死ぬのに、なぜ生きなければならないのか」といった問いが立ち上ってきます。このように、「生」の根源が揺らぐときに感じる苦痛がスピリチュアルペインです。

繰り返しになりますが、箱のふたが開くきっかけは、主に三つ。第一に、自分の命の限りをまざまざと見なければならない事態に陥ったとき。次に、家族や親しい友人に、命の限りを見ずにはおれないような事態が起こったとき。さらに、多くの人の命がむざむざと持っていかれる自然災害や大きな事故に遭遇し、生きとし生けるものすべてに課されている命の限りを見たときです。

こうした〝命の限りを見なければならない事態〟は、病の有る無しや年齢の高い低いにかかわらず生じます。働き盛りの健康な若者でも、たとえば理不尽な労働環境下で追い詰められて「これなら死んだほうがまし」と思ってしまうようなときは、スピリチュアルの箱のふたが開いているのです。

つまりスピリチュアルペインは、身体の状況云々にかかわらず、人生のいかなる段階でも表面化する可能性があります。ですから当然、命の終焉に寄り添うスピリチュアルケアと、生き続けるために寄り添うスピリチュアルケアがあるのです。

私は現在、精神科のデイケアの現場でも働いていて、そこには生きるためのスピリチュアルケアを必要としている方が多くいらっしゃいます。みなさん医学的な治療を求めて通ってこられますが、私はそこに、ちょこっとスピリチュアルケアの視点を加えさせていただく役どころです。

では、医学的な視点とスピリチュアルケアの視点はどこが違うのかというと、それは〝見ている時間の幅〟ではないかと思っています。

たとえばアルコールや賭け事などに依存してしまう依存症という疾患があります。医学は、その人が何かに固執している現状、つまり〝今〟に着目し、なんとかその人を執着の対象から切り離そうとします。アルコールなら飲まないように、賭け事ならやらないように、本人の行動を半ば強制的に制限し、変えようとします。

一方、スピリチュアルケア的なアプローチでは、執着が起こっている原因も解決方法も〝今〟にはないと考えます。依存に至るにはきっかけがあり、そのきっかけが起こる前にも何かがあったはず……と考えるのです。そのため、スピリチュアルケアでは、ご本人が人生の来し方――「自分自身の物語」を振り返ることを大切にします。その作業は、深い海にどんどん潜っていく感じです。そしてついに海の底にたどり着き、一粒の真珠を見つけたとしましょう。すると、今まで思っていた「これが私の人生」という物語がドミノ倒しのようにパタパタと変わりはじめ、ついには〝今〟起きている、どうしてもやめられない行動にも変化が現れます。

この〝物語の書き換え〟は、本人にしかできません。医者の処方する薬も、心理士が行う心理療法も、物語を書き換えるための材料にすぎません。そして、書き換え作業中のご本人の話に耳を傾けるのが、スピリチュアルケアなのです。

人は、繰り返し語ることで物語を書き換えていきます。むしろ、語ることでしか書き換えられないのでしょう。その地道な作業を邪魔しない上手な聴き手であることが、私の目指すところです。

傾聴とは、明鏡止水の心境――凪《な》いだ水面のように相手の心をありのまま映し、寄り添うこと。語り手は、映し出された自らの物語をつぶさに眺め、幾度も書き換えます。その営みの果てに、いつか語り手の心も明鏡止水の心境に達する、そう信じて寄り添い続けたいと思うのです。

ありのままでいい

Hさん（二十代、女性）の悩みは、とても深いものでした。そもそも小学生の頃から、「なんだかうまくいかない」と、漠然と感じていたのだそうです。あちこちに考えが飛んでしまって、先生の話をじっと聞いていられない。どうしてだか友達を怒らせてしまって、仲良くできない。好き嫌いが多くて、給食を全部食べられない。それでも小学校低学年の頃は「まだ小さいから」「もう少し大きくなったら」と様子を見てくれていた周りの大人たちが、だんだんとあきらめモードになっていくのを目にするのが、なによりつらかったと言います。

思春期を迎えると、自分の中の漠然とした「なんだかうまくいかない」は、「どうせうまくいかない」という〝確信〟に変わりました。「普通は、できるよね？」「みんな、やっているでしょう？」「誰だって、できていることだよ？」というように、家でも学校でもアルバイト先でも、「普通は○○」「みんな○○」「誰だって○○」と言われます。どうして私は普通にできないのか、どうしてみんなと同じようにできないのかと、自分を責めて、嫌いになるばかりだったそうです。「あの頃は、どっちに進んでいいかわからない、ごちゃごちゃした迷路の中にいるようでした。何がどうなっているのかまったくわからないまま放っておかれているようで、本当に苦しかった」と振り返ります。

その後、人に勧められてメンタルクリニックを受診。数回の診察を経て、ADHD（注意欠陥多動性障害）だと診断されました。それを聞いたとき、心底ほっとしたとHさんは言います。幼い頃からずっと迷路の中に迷い込んでいた理由が、わかったからだそうです。

昨今、メディアにも取り上げられることが多くなったこの障害。大人になってから診断されるケースも多いようです。でも、診断名がついたからといって、問題が解決するわけではありません。

現在の日本社会で暮らしていこうとする限り、「普通は〇〇」「みんな〇〇」「誰だって〇〇」はいつだってついて回ります。学校、職場、家庭にも〝流れ〟というものがあり、その流れに乗れたほうが、物事はスムーズに運ぶからです。だから、大きな流れから外れてゆっくり流れようとしたり、立ち止まろうとしたりすれば、本人も周りも、ギクシャクとしたやりづらさを感じることになります。

そのせいか、ときどき、ゆっくりやっている人や立ち止まっている人にあれやこれやと働きかけて、むりやり主流に乗せてあげようとする姿を見かけます。薬や「〇〇療法」を使って治療しようとする医療や、就労支援により社会の歯車に組み入れようとする福祉などもそうでしょうか。一見、その人のためを思ってのことに見えますが、果たしてどうでしょう。別の見方をすれば、それはゆっくりしたり、立ち止まったりすることを許さない、認めない、ということになりはしないでしょうか。

「花紅柳緑《かこうりゅうりょく》」という言葉があります。花は赤く、柳は緑。花が赤く柳が緑なのは、ただただそうだからであって、そこには善いも悪いもありません。あるがままの姿が、仏教のいうところの「真実」であると伝える言葉です。

あるがままの姿。世の中には、たいした努力もせずスイスイと流れに乗っていく人もいる。頑張っても大きな流れに乗り切れない人もいる。どちらもそれぞれ、そうでしかあり得ないのです。それが、ありのままの姿です。仏教的な考え方でみれば、決して、治療や修正をすべき対象ではありません。

私たちは、みんなで一緒にこの社会で暮らしています。だから、どちらか一方に傾いては、いずれ行き詰まってしまうでしょう。あるときは大きな流れに沿うことを意識し、またあるときには、ありのままでいいと肚に落とす。そうやってバランスをとりながら、それぞれの人生を歩いていければいいのではないかと思います。

飲んでも飲まなくてもいい

人には「貪《むさぼ》る」という煩悩《ぼんのう》があります。万人が抱える煩悩ではありますが、何かのきっかけで、その渦から抜け出せなくなった状態を、精神医療の領域では「依存症」として治療対象とします。一口に「依存症」と言っても、アルコール依存症、薬物依存症、ギャンブル依存症、性依存症など挙げたらきりがありません。

さて、誰もが煩悩を持っているのですから、当然、誰もが「依存症」になる可能性があるわけですが、その判断基準は「誰かが困っているかどうか」です。毎晩、大量の飲酒を欠かさないとて、誰も困っていなければ、それは単なる酒好きで済むでしょう。ところが、深酒が過ぎて仕事に行けない日が重なるとか、生活費を削ってでも酒を買ってしまうとか、ご本人やご家族、ひいては周りの方のなかに「困っている」人がいれば、それは治療すべき「依存症」だというわけです。

「依存症」は、薬を飲めば治るものではありません。たとえばアルコール依存症。第一章でも触れましたが、以前は、その治療の第一歩がとにかく「断酒」、酒を断つことでした。まずは入院して、体から酒を抜く。家にある酒は、全部捨ててもらう。酒を買えないように、金銭管理を託してもらう。生理機能的に酒を受けつけないよう、抗酒剤を内服してもらう。あの手この手で、とにかく酒を飲まない日を強制的に続けさせることが「治療」だったのです。

ところが、なかなかどうして、一筋縄ではいきません。ご本人がどうしても酒を飲みたいとなれば、どんな手段を使ってでも飲むことができるでしょう。社会人として生活していれば、結婚式や葬式、忘年会や接待など、酒が供される機会もあります。そこで一口でも飲んでしまうと、たとえ十年間断酒生活を頑張って続けていても、「一からやり直し！」とダメ出しをするのが従来の医療のスタンスでした。

こうした「○か×か」という方法は、基準が明確で取り組みやすいのですが、ご本人は常に強いストレスにさらされます。三百六十五日、崖っぷちを歩かされているようなもので、一歩でも踏み外せば「やっぱりダメなやつ」という烙印《らくいん》を押されるのですからね。うまくいくわけがありません。

そこで、近年、異なるアプローチの治療も広まってきました。酒は飲んでもいい。でも、飲み方をコントロールしようというやり方です。「酒を飲まねばやっていられない」と毎日必要以上に飲み続けることと、「一滴たりとも酒を口にしてはならぬ」と頑なに拒み続けることは、どちらも「執着」です。現れている形が「飲む」と「飲まない」との両極に分かれているだけで、根っこは同じ。健全なのは、飲んでもいいし、飲まなくてもいいという状態。いずれか一方に執着しない、まさに「中道実相」です。

「それができたら困っていないよ」という声が聞こえそうです。そう簡単ではありません。でも、不可能ではないはずです。まずは、酒を「飲む＝×」「飲まない＝◯」という考え方をいったん横に置き、なぜ酒を極端に飲むようになったのかを考えることで、改善を図っていくことができます。仕事が思うようにいかなかった？　人間関係がうまくいかなかった？　など、たくさんのきっかけがあったはずです。では、なぜ、仕事が思うようにいかなかったか。なぜ、人間関係がうまくいかなかったのか、と思考を深めていきます。自分自身を深く、深く、見つめていく作業です。

この作業のなかで、自分が無意識のうちに抱え込んでいた問題、スピリチュアルペインに気づくことも多くあります。スピリチュアルケアは、ここを逃さず捉えていきます。真摯に耳を傾け、語り尽くしていただくことで、ご本人自身が、抱えている物語を書き換えられるように期待するのです。

これは、「○か×か」という二元論の支配から自由になり、「中道実相」——ありのままの現実（実相）に曇りのない目を向ける（中道）ことでしかなし得ません。そして、心の奥底の物語が書き換われば、現れる事象も変わっていくのです。

自分でも知らない自分に気づく

会社での人間関係がうまくいかなくなり、休職をしている女性がいます。彼女から、これから復職を目指すのだけれど、どうしたら人間関係を改善できますか、とのご相談を受けました。

私の勤めている精神科のクリニックでは、心理療法のひとつとして「認知行動療法」を取り入れています。自分を苦しめている考え方や物事の捉え方に気づいて、それを別のものに変えるというアプローチです。それはもちろん有効なのですが、私のような立場の者が心理士さんと同じことをやってもしょうがないので、どうして人との関係がうまくいかないのかな？　ということをひたすらご本人に語っていただきました。

すると、単なる捉え方や行動の仕方にとどまらない、もっと底にある根っこみたいなものが見えてきます。幼少期に自分の中に形成されたある種の枠組みとでも言いましょうか、それが影響して、人間関係がうまくいかなくなるということもあるわけです。

認知行動療法では、自己効力感、自己肯定感が低い人に対して、自分自身を認められないことで、今の生きづらい状態になってしまっていると考えます。だから「もっと自分を認めてあげましょう」「もっと自分を愛してあげましょう」という結論になることが多いようです。でも、彼女の話を聞いていくうちに、何かが違うなと思いました。自己肯定感がないというよりも、むしろありすぎるような。仏教的な見方で言うと、我《が》が強いということです。我が強すぎて、「なんで私のことを認めてくれないの？　私を評価してくれないの？」となってしまっている。でも、周りはそれほど評価してくれないから、どうしても人とぶつかってしまいます。

そこで、これまでつくってきたものを一度更地に戻して、社会復帰をするための方法、生き方についても考えていきましょう、となりました。

これは上辺だけ見ていてもわかりません。実際、彼女は伏し目がちでおとなしく、自信のないように見えるので、周りからは、もっと強くなったほうがいい。もっと自分を愛してあげたほうがいいよ、とアドバイスを受けることもあったようです。そして、自分でもそう思っていたのです。でも、それはまったくの見当違いでした。根っこにあるのは本当の自信のなさではなくて、実はなんで私のほうからあなたたちに話しかけなければいけないのというような上から目線だったり、なんで私のことをわかってくれないの？　というようなある種傲慢なものでした。

私と話をしながら、彼女自身がそのことに気づいて、傲慢だったかもしれないと言い出しました。本人すら気づいていないことが、人と話すことによって初めて見えてきます。私は基本的にはずっと黙って聞いていますが、〈あれ？　何か違うな〉と感じるときには、口を挟みます。スピリチュアルケアでは、そうやって自由に話しながら、自分を深く掘っていくことができるのです。

一方、認知行動療法のような心理療法には、ある種のモデルとゴールがあります。自分に自信を持つ方法とか、悲観的にものを考えない方法とか、ある程度のパターンがあります。もちろんそれで生きやすくなって救われる人もいるわけですが、一方で形骸化する可能性もあります。

何か困っている人にはたくさんの方法が提供されるほうがいいでしょう。認知行動療法もそうですし、薬もそうです。医療的、心理的なアプローチももちろん必要ですが、それだけで完璧ではありません。もうひとつ別な方向から、たとえば仏教の考え方やスピリチュアルケアの考え方などが、その人の周りにあるといいなと思います。どれかを使って生きやすくなればいいわけですから、本人の選択肢を増やしてあげることが大切だと思います。

仏教プログラム「GEDATSU」とは

私の勤務する精神科クリニックでは、仏教的な要素を取り入れたリハビリテーション・プログラムを「GEDATSU」と名づけて行っています。解脱《げだつ》とは、仏教では煩悩から解放されて自由な心境となることをいいます。このプログラムでは、たとえば、大きな数珠をみんなで回す「大数珠回し」をしてみたり、写経や写仏、ときには説法したり、これまで医療の現場ではなかなかできなかったことをしています。

患者さんには生きることに疲れている人が多いですし、依存症の人も、社会生活に失敗してどうせ私は……なんて思っている人もいるのですが、みんな嬉々として取り組んでくださっています。

「GEDATSU」では、仏教的な考え方の材料を差し上げて、それぞれが自分自身の考え方を見つけていくという感じです。一応、なんのためにそれをやるのかは説明するようにしています。たとえば、写経というのは「今、ここ」に向き合う

「マインドフルネス」の一環です。ただただひたすらに書くことに集中することで、意識の矢印が自分の内側に向いていきます。ザワザワとした気持ちが静かになっていく。参加しているみなさんも、心が落ち着いてくると言います。いつもあれをしなきゃこれをしなきゃと振り回され、あんなことを言われたこんなことを言われたなどと頭の中でぐるぐると考えていたら、そんな気持ちにはなりません。だから日常生活のなかで、一日五分でもいいから満たされた気持ちを自分自身でつくれるようになるといいよね、というような話をします。

大数珠回しにしても、その人なりの気づきや感想がやはりあります。すごく面倒くさそうにやっていた人が、自分が回していなくても大数珠が回るのを見て、「誰かが助けてくれているのですよね。世の中も同じなのかなあ」なんて深い感想をもらしていました。

スピリチュアルケアというのは、実は、目的を持っていません。似たようなものにカウンセリングがありますが、こちらは基本的にはベクトルが過去に向いています。過去に起こった出来事をどういうふうに自分の中で整理するかというのが、メインになるようです。当然のことながら、守備範囲は、今の人生に限定されています。でも、スピリチュアルケアでは、前世や来世、死後の世界についても守備範囲に含まれているので、より柔軟なのだと思います。

また、カウンセリングではどうすればいいかという結論や成果がやはり期待されますが、スピリチュアルケアについては最初から目的もないし、成果を期待するものでもないので、ゴール設定がありません。そこが大きな違いなのだと思います。

たとえば、子どもが学校に行けなくなったとき、親は、カウンセリングを受けさせて学校に行けるようにしたいと思うはずです。それがゴール設定ですね。それに対して、スピリチュアルケアでは目標がないのです。学校に行けないという子と話をしながら、その子が学校に行けるようにしなくてはいけないとはまったく思っていません。登校するようになるのか、家にいるままなのか、その子が行きたいほうに行くはずで、どっちに行ってもいいというスタンスで話を聴いています。

なぜなら話を聴いてほしいというときには、もうその子の中に行きたい方向があるはずだからです。聴き手である私は、ただ、耳を傾けながら、その子のつくる物語の登場人物にしてもらえることをまずは願っています。

自分の軸を太くしてブレずに生きる

先日、ある女性から「人前で話そうとすると、緊張して言葉が出なくなってしまうのです。良い方法はないでしょうか」と、ご相談をいただきました。相当に困ってお られるのでしょう、自己啓発系のセミナーや会話教室、メンタルクリニックにも足を運ばれたそうです。でも、いずれも効果はいまひとつ。職場の人間関係にも影響が出ているとのことで、さらに詳しくお伺いすると、うーん。さもありなん。その問題は単純な方法論で解消できるものではなく、パソコンの〝エラー〟と〝バグ〟の構造に似たものがあると感じました。

パソコンを使っていると、急にフリーズしてしまうことがありませんか。そんなときは一度シャットダウンしてやり直すと元に戻ったりします。これが〝エラー〟です。でも、このエラーには根本的な原因があるはずです。それが、プログラミングのミスである〝バグ〟。このバグを修正しない限り、エラーは繰り返し起こります。

つまり、彼女が「緊張して話せなくなる」のは〝エラー〟で、セミナーや薬はいうなればシャットダウン。その場しのぎのエラー修復にすぎません。なぜ緊張してしまうのか、なぜ言葉が出なくなってしまうのか、その〝なぜ〟の底に沈んでいるバグ、つまり彼女自身の物事の考え方や捉え方といった、心の在り方のプログラミングを書き換えない限り、何をしても「緊張して話せなくなる」というエラーからは解放されないのです。

彼女とさらにお話を続けました。話の矛先を「どうしたらよいか」という水平方向の方法論に広がらせず、「なぜ緊張してしまうのか」という垂直方向に深めていきます。すると、「母は、とてもむずかしい人で……」と彼女は話しはじめました。「お友達が持っていたゲームをうらやましいと言ったばかりに、何時間も怒られたことがありました。そのくせ、機嫌がいいときには、買ってあげるわよ、なんて言うんです」。そうした体験を繰り返すうちに、いつの間にか「母の顔色を窺《うかが》いながら話すようになった」と言います。

生を享けてから十三歳頃までは、体力的にも、精神的にも、経済的にも、周りのサポートなしに命をつなぐことができません。ですから、必然的に、周りをガラスのように映し込んで自分をつくりあげています。でも同時に、自分自身の中に、軸となる小さな木を育てていくのです。上手に水や適切な養分を吸収すると、木はどんどん育ちます。そしてある日、しっかり根を張った大きな樹となり、周りの支えではなく自分自身を軸として立つようになるのです。

彼女の木は、どうやら少しだけ大きくなりそこねているのでしょう。いまだ軸を外に求めてしまうので、「自分が言いたいこと」ではなく「相手に受け入れられること」を言おうとしていたのです。でも、もとより相手が受け入れてくれるかどうかなど、超能力者でもない限り知る由もありません。だから、話そうとすると緊張してしまうのです。

往々にして、私たちは目の前で起きたエラーへの対処に必死になりがちです。それは当然ですし、必要なことです。だって、今、実際に困っているのですもの。取り急ぎなんとかしなければいけません。でもそれだけでは、ずっと自分の外側に軸を置いて生きていかなければなりません。それは、かなりしんどいことでしょう。

自分の中の木を育てることは、自分の軸を太くしてブレずに生きること。私はそれが、仏教でいうところの「自灯明・法灯明（自らをよりどころにし、真実の教えをよりどころにする）」のような気がしています。しっかりと根を張った大樹はおのずと人を引き寄せ、その木陰で人を休ませることができます。そうなったとき、彼女の「緊張して話せなくなってしまう」というエラーも、すうっと消えてしまいそうではないですか。

みなさまの木も、すこやかに枝を伸ばしていかれますように。

第五章

仏教だからできること
――台湾の取り組みとその可能性

日本の仏教を取り巻く現状

私自身、まだ出家して十年なので、日本の仏教事情を語れる立場にはありません。ですから、これからお話しするのは、単なる私の感想です。

五年ほど前、「世界仏教大会」に出席するためインドに行きました。ひょんなことから、日本のお坊さんの出席枠に入れてもらったのです。その集まりは、それこそ全世界各地から僧侶が集まってくる仏教界にとって重要なもので、ダライ・ラマ法王十四世まで参加されていました。

そこでほかの国のお坊さんたちと交流したときのことです。ある国の僧侶から、「日本には本当の仏教というものはない気がします」と言われました。妻帯をしていて、お寺は世襲制度。本当の意味での仏教ではないです、と。すごく明るい調子で、ごく普通の世間話みたいにそう言われて、ああ、たしかに、と思ってしまいました。

大会ではお食事が供されたのですが、当然のように全部が精進料理。肉や魚が一切ないメニューです。それを食べながら、またその僧侶が、「日本のお坊さんは肉も魚も食べると聞きました」と。結婚して子どももいて、財産を持っていて、肉も食べて……。

何をもって仏教とするかは、それぞれの価値観だと思います。だから、結婚しているから本当の仏教じゃない、というのもおかしな話だとは思うのですが、戒律を守っている敬虔《けいけん》なお坊さんからはそう見えるのでしょう。戒律とは人生におけるさまざまな制限です。その制限によって初めてわかり得るものがある。それが出家することの意味のひとつということなのでしょう。

誰かの苦しみをわかろうとしたとき、その苦しみに触れるためには、自分自身もその苦しみに身を投げていないと不利だと思っています。自分の生活は何不自由なく安泰を保たれていながら、大変な思いをしている人に何かをしようとするなんて、その時点でまず立ち位置が違います。相手が本当にどんなことで苦しんでいるのか、わかるわけがありません。図らずも、上から目線の物言いになってしまうのではないでしょうか。日本の仏教を取り巻く現状がそんな構図になってしまっているとしたら、悲しいなと感じました。

もちろん、これは私自身への自戒も含めてです。そもそも、お釈迦様が豊かな王族の暮らしを捨てて、家族とも縁を切って修行に入られたというのは、そういう意味があるのでしょう。自身が本当に底辺のところまで行き、その苦しみや悲しみを身をもって知らなければ、人を救うなんてことはできないと。

私がよく訪ねている台湾の尼僧さんたちは、本当の意味で出家をしています。自分の家、財産を持たず、結婚しないから子どもも持ちません。普通の人生で得られるものをすべて捨て、何も持たない状態で、臨床仏教宗教師（後述します）として死にゆく人に手を差し伸べる真摯な姿がそこにあります。その姿に、みんながお布施をします。お布施をしてしかるべき価値を見いだしているわけです。ちなみに台湾でのスピリチュアルケアは、すべてお布施で回っています。

日本ではそんなことはできません。そもそも自分がお布施をしてもらえるような生活をしているのかというと、できていません。だから、スピリチュアルケアは素晴らしいものだから、もっと広く活用してもらいたい、と伝える以前に、まず己の在り方を徹底的に見直す必要があると思っています。

では、どうすればいいのかというと、これは一朝一夕に答えの出ることでもありません。自分なりの方法を探していくしかないのだと思います。何かおかしい、今の在り方を変えなければいけない、どうしたらいいんだろう、と模索して、四苦八苦していくなかに学びがある。それが修行なのかもしれません。お釈迦様もそうやって六年間もご自分を痛めつけて修行された上で、あの悟りの境地に至られたのです。最初はそれを人に伝えようとは思われなかったと聞きました。ハウツー的な技術ではないということをお釈迦様はご存じだったから、自身が悟ったことを人に伝えるのは無理だと思われたのでしょうか。でも、あまりにもみんなが教えてくれというからポツポツと話しはじめてくださったのだそうです。貴重なヒントをいただいた私は、どうやったらその悟りに到達できるのかと、ただひたすらに追い求めていくしかありません。今、七転八倒しながら探しているところです。

活きている台湾の仏教

ここで、台湾の仏教についてお話ししながら、仏教の可能性を探っていきたいと思います。

日本人に宗教を持っていますかと尋ねると、八割の人が持っていないと答えるのだそうです。台湾はその真逆で、八割の人が宗教を持っていると答えます。台湾には、道教をはじめキリスト教やイスラム教など、多種多様な宗教がありますが、そのなかでも仏教を信じる方々はとにかく熱心な印象です。

私は六、七年前から、台湾の法鼓山《ほうこさん》の法師様たちに教えを請いながら、一緒にスピリチュアルケア活動をしています。法鼓山は日本の高野山のようなとても立派な本山で、その山の中には大学もあります。

本山には、熱心な信者さんたちが続々とお参りに来ていて、とても賑やかです。なかには法師様の活動を支え、ボランティアや講師として社会のなかでいろいろな活動を展開されている方も多くいらっしゃるそうです。スピリチュアルケアもそのひとつなのですが、その活動のありようを見て、台湾の仏教は活きているなあと思いました。市井の人びとの生活、そして生きることそのものに、リアルに関わっているとわかったからです。

ほかにも、台湾の仏教が「活きている」と実感した場面がありました。台北市内に龍山寺《りゅうざんじ》という、歴史のある有名なお寺があります。私が訪ねて行ったとき、その境内の至るところに人がたくさん座っていました。あまりに人が多いので、今日は何か特別なイベントがあるのだろうと思ったほどでしたが、そうではなく、いつもこんなふうに寺の境内にはたくさんの人が集まっているのだそうです。

彼らは熱心にお参りをするわけでもなく、ただ地面に座っていました。ところが、しばらくして十数人の法師様方が本堂に出てきて読経が始まると、それまでゴロゴロしたり、ぼけっと座ったりしていた人たちが全員、空で声を合わせて読経を始めたのです。熱心な仏教徒であるとは見えない、ごく一般の人たちです。それなのに、その誰もがお経を読めて、仏様とつながることができている。それは、衝撃的な光景でした。台湾の仏教ってすごい！　そう思いました。

読経が終わると、法師様たちがぞろぞろ本堂から境内に出てきます。そして、そこにいる人たちひとりひとりに話しかけたり、身体に触れたりして、祝福して回っていました。寺に集まってくる衆生と仏とのコミュニケーションが法師を介在として成り立っています。どんな形であれ仏を頼ってくる人を決して排除しない懐の深さを感じました。これがもし日本だったらどうでしょう。仕事もしないでぶらぶらしているような人が何十人もお寺の境内にたまって座り込んでいたら、たぶん追い出してしまうのではないでしょうか。そもそも日本では、お寺にお参りをしても、その寺のご住職と接触する機会はなかなかないような気がします。そう考えると、台湾仏教はなんて敷居が低く、情け深いのだろうと胸を打たれました。

だからといって、日本人には宗教心というものがないかというと、そんなことはないと思います。

むしろ日本人は、人間を超越した何か、それは仏でも神でもなんでもいいのですが、そういうものをとても身近に感じているのではないでしょうか。たとえば、何かに行き詰まってどうしようもなくなると、たいていの人がお願いしますと手を合わせますよね。手術や受験、出産、旅行と、何か特別なことの前にはお守りをもらいに行ったりもします。人智を超越した何かがあるということはみなが知っていて、ごく自然に人生のなかにその力の存在を招き入れている。実は日本人は、スピリチュアリティがかなり高いと言ってもいいのだろうと思います。ただ、そうしたものへのアクセス方法として特定の宗教といった固定の形を求めるかというと、それに対しては「NO」なのです。みなさん自分で自然に手を合わせることができているので、形を必要としていない人が多いのだと思います。それでも、仏教的な考え方や感性は、知らず識らずのうちに生活の中に取り入れられています。

たとえば、「生前」という言葉があります。対して、生まれたばかりの赤ちゃんを生後一か月とか生後半年と言います。語の意味合いとしては、実際に生まれた後だから「生後」が正しいですよね。では、亡くなった人に対して、生きている間のことを生前というのはなぜでしょう？

実は、「生前」の「生」とは、往生のことです。往生とは仏教用語で、極楽浄土に往《い》って生まれること。往生の前だから、「生前」であり、現世は次のところに生まれる前の段階という意味です。「生前」という言葉にはつまり、「人間は死んだら終わりではなくて次に行くところがある」という前提が含まれているということなのです。こうした言葉をごく当たり前に使っている日本人の感性には、仏教の考え方がごく自然に入っているようです。

神でも仏でもかまいません。人智を超越したなにものかにアクセスする方法が自分自身の中にあるから、あえて宗教としての儀式を重んじなくてもいい。むしろ、宗教の儀式的な形を押し付けられたら反発心を覚えたり、胡散臭く感じたりしてしまうのだと思います。これは私の体感でしかありませんが、そんな感じがしています。

台湾の臨床仏教宗教師とは

台湾では、「臨床仏教宗教師」の資格を持つ尼僧さんたちが、ホスピスなどで死にゆく人のスピリチュアルケアを担っています。日本にも、東日本大震災を契機に、東北大学の鈴木岩弓先生が始められたプログラムで、「臨床宗教師」という資格がありますが、台湾ではもっと早くから宗教家が医療の現場に入る取り組みを始めていました。同じような名前なので紛らわしいですが、日本と台湾では、教育カリキュラムの内容や活動の仕組みなどが異なっており、分けて考えないといけないものです。

台湾で「臨床仏教宗教師」の養成がスタートしたのは、二〇〇〇年頃です。当時、医療の現場では「緩和ケア」の重要性が取り沙汰されはじめました。一九九七年にWHOが緩和ケアの徹底について力強く言いはじめたことがきっかけです。それに伴い、第二章でも触れましたが、WHOのプレ会議で、人間が健康であるための「身体」「心」「社会」の三つの要素に、さらに「スピリチュアル」を加えたらという提案がなされました。結論から言うと、これは本会議で可決されていないので、未だにWHOの健康の定義は「身体」「心」「社会」の三つなのですが、プレ会議に提案された時点で医療と看護の業界には「スピリチュアルケア」「スピリチュアルペイン」「スピリチュアルヘルス」といった一連の概念がどっと入ってきて、教科書にも載るようになり、実践に向かっての取り組みが各国で始まったのです。

台湾では、「国立台湾大学医学院附設医院」が中心となり、スピリチュアルケアを担う宗教家を育てる教育が始まりました。

なぜ「宗教家」なのか、という点ですが、その背景のひとつに台湾の文化が関係しています。まず、八割の人が何らかの宗教を持っている国なので、宗教への拒絶感がありません。これが日本だと病棟に宗教家が入るということ自体が未だに大変です。特にお葬式を執り行うイメージの強い僧侶が、治療をしてこれからも生きていこうとしている場所に来ることを厭《いと》う人も、まだ一定数おられます。そういう意味では、台湾では宗教家が医療現場に入ることの敷居が低いのです。

もうひとつは、スピリチュアルケアを誰が担うかという物理的な業務量の問題とスピリチュアルケアが成立するための要件の問題です。医師や看護師など、患者のスピリチュアルペインに触れる医療従事者は多く、それぞれがスピリチュアルケアの必要性を痛感していますが、そのケアのために費やす時間を抽出できないというのが現状です。このことについては、医療従事者自身も忸怩《じくじ》たる思いを抱えています。また、スピリチュアルケアが成立するためには、話をする人と聴く人の立場が対等であることが重要ですが、医療の現場において、医療従事者と患者・家族の立場はどうしても対等ではありえません。以上の点から、スピリチュアルケアを担う人材は医療従事者以外から育成すべきとなったとき、宗教家に白羽の矢が立ったというわけです。

台湾には、四つの大きな仏教の宗派とその本山があり、それぞれが独自のスタイルで臨床仏教宗教師を養成して、スピリチュアルケアに関わっています。現在、台湾の緩和ケア病棟の六、七割に臨床仏教宗教師が常勤していると聞いています。臨床仏教宗教師の養成カリキュラムは、かなり厳しいものです。私が直接知っているのは法鼓山のことだけですが、こちらで認定された臨床仏教宗教師はおそらく六十人ほどしかいません。二〇〇〇年からスタートし、もう二十年以上経つのにこの人数しかいないという、実に狭き門なのです。

台湾でのスピリチュアルケアの実際

それでは、いよいよ台湾の臨床仏教宗教師の活動について触れていきましょう。しっかりとした教育を受けて臨床仏教宗教師になった僧侶たちは、ボランティアの人たちとともに緩和ケア病棟や終末期の方が療養する自宅などを訪問します。そして、死に向かう人びとに寄り添い、その話に耳を傾けています。後ほどご紹介する台湾のドキュメンタリー映画「回眸《フェイモウ》」でも、彼女たちが実践する日々のスピリチュアルケア活動の様子をご覧いただくことができます。

台湾の臨床仏教宗教師は、朝九時から夕方五時までというような活動の仕方をしてはいません。必要があれば、夜だろうが朝早くだろうが訪ねていきます。また、患者さんの話を聴くだけでなく、家族関係の修復、たとえば離れて暮らす子どもに会わせるとか、離婚した相手を探し出して連れてくるとかそんなこともやっています。日本人の感覚では、踏み込むのを躊躇《ちゅうちょ》するかもしれないようなことまで、どんどんやります。これは台湾の国民性なのかもしれませんが、その人を支えると決めたら、とことん支える。すごいパワーだなと、いつも感服しています。

日本人はパーソナルスペースが広いため、あまり人の家庭事情に踏み込まないという暗黙の了解がありますが、台湾の人にはそういう壁はないようなのです。相手の暮らしや人生にグイグイと入っていき、徹底的に関わります。私が学びに行っていた法鼓山の大悲学苑では、年間に三百以上の訪問先を抱えていました。ということは、一日にどれだけの人を訪問しなければならないか。それこそ自分の寝食を削って活動しています。

あるとき、法師様たちと一緒にある方のもとを訪問したときのことも忘れられません。その方は肝臓がんの末期で、在宅で療養されていました。

法師様はまず、ベッドサイドでお経を読みます。台湾のお経は歌のように抑揚があるので、本当に気持ちのいい歌を聴いているようです。一緒に行ったボランティアの人たちは、読経の最中、ずっと患者さんの足や手をさすったりしていました。

そのとき、患者さんがとても不安げな顔で法師様に質問をしました。「最近、足元にしばしば光の柱が立つのです。これってなんでしょうか？」と。私は傍でそれを聞きながら、看護師的な観点から終末期に特有の幻覚や幻聴が現れたのではないかと考えました。もしそうであれば、酸素の投与や安定剤の使用など、何らかの医療的方法で介入したほうがいいかもしれないと感じながら、法師様はなんとお答えになるのかと耳を澄ましていました。すると法師様は「すべて順番通りに、順調に進んでいますよ」とお答えになったのです。

それを聞いて患者さんの不安げな顔がぱっと明るくなりました。「そうですか。これは順番通りなのですね。全部うまく進んでいるのですね。よかったです。安心しました」とおっしゃって、本当にほっとしたお顔をされました。

もし、先ほど私が考えたような方法で医療が介入したとしても、あの笑顔は引き出せないでしょう。患者さんが本当に心の底から安心しないと出ない笑顔でした。それを、たった一言で引き出すとは、本当にすごいことだなと思いました。

終末期になればなるほど、医療にはできることが少なくなっていきます。科学の粋を集めた医学でさえ、死を永遠に回避し続けることはできないからです。いよいよ、死を迎えようとする人にとって必要なのは、もはや治療ではなく、いかに心も身体も安寧であるかということでしょう。身体の痛みや苦痛は、医療の行う緩和ケアで軽減することが可能です。では、心についてはどうでしょうか。いよいよ、スピリチュアルケアの出番なのですが、前述した通り、それが医療にはとても難しいのです。そのことが、医療従事者としての私の、長年のジレンマでした。法師様は、それをいとも簡単にやってのけたわけです。私は、「絶対にこのスピリチュアルケアを日本に持って帰りたい、日本でもこれをやりたい！」とそのときに決意したのです。

法師様の根っこにあるのは仏教ですが、では、なぜ仏教にはこうした〝癒やしの技〟が可能なのでしょうか。一言で言えば、いい意味の「諦め」という心境があるからだと思います。それは、投げやりになったり捨て鉢だったりするのとは異なります。仏教でいうところの「諦め」とは、今、起きていることをそのままに、なんのジャッジもせず、なんの解釈もしないで受け入れていくということ。そんな度量の広さが仏教の根底にはあると思っています。

「死」というのは、どうしようもないことです。まさに、諸行無常です。どうにもならぬことに対して抗ってどうにかしようとしたり、悔しがったりせずに、「そういうものなのだ」と肚に落としていく。そのままでいいんだよと堂々と言ってあげられる。それが仏教の強みなのではないか、と思っています。

ドキュメンタリー映画「回眸」

先に紹介した「回眸《フェイモウ》」という映画の試写会を行ったときのことです。前述した通り、これは台湾にある「大悲学苑」の法師様たちの臨床仏教宗教師としての活動を記録した、ドキュメンタリー映画です。

法師様たちの主たる活動は、病院や在宅で療養する終末期にある方々やそのご家族へのスピリチュアルケアの実践と、スピリチュアルケアの実践者になろうとする人たちの教育です。

私は初めてこの映画を見たとき、「この映画を抱えて日本中を行脚しなければ！」と決意するほど心を動かされました。ひとつひとつの命に丁寧に向き合っていく法師様たちのお姿に、今の世の中が忘れがちな「仏性（仏の本性）」を見たからです。

ただ、同時に、「果たしてこの映画は今の日本人に受け入れられるのだろうか」という不安も湧き上がりました。

法師様たちのスピリチュアルケア活動は、まさに死にゆく人の心に寄り添うケアです。映画には、「仏様、あと一日でいいから時間をください！」と泣き崩れる患者さんのお姿や、亡くなる一日前の喘ぐように呼吸するお姿までもが如実に映し出されています。「死」が、あまりにもリアルに記録されているのです。常日頃、「死」を身近に置くことを好まない日本の方々には、嫌悪感を抱かせてしまうかもしれないという不安がありました。

しかし、おかげさまで試写会は大盛況でした。約五十名の方にご覧いただきましたが、途中、暗闇の中でそっとハンカチを目にあてるお姿があちこちで見られました。上映が終わってお書きいただいたアンケートには、「死に向かっている人は私たちの先生であること、学ばせていただくことがとてもたくさんあることを本当に実感した」「冷静に観られるだろうかと不安だったのですが、とても静かな気持ちになったことに驚いています。一緒に観たい人がいます」「なんとなく覚悟ができました」「私たちが忘れてはいけない根源的な〝なにか〟を感じさせてくれました」と、さまざまなご感想をいただきました。拝読しつつ、どなたさまの心にも伝わるものがあったとわかり、あらためて「行脚するぞ！」と靴ひもを結び直した次第です。

人が生きること、死ぬことには、どうにもならないことだらけです。いかなる科学の粋を集めても、人の生き死にだけは、どうにもなりません。同時に、人間の浅ましい煩悩はどうしても御しがたく、引きずり回され誤った行動をしてしまうことも、どうにもならないのかもしれません。

でも、その、どうにもならないものを受け入れなければならない苦しみのさなかでも、人智を超越した「仏性」とつながることに活路があると信じています。そして、その「仏性」は、誰の心の中にも必ずあるのだと、やはり、信じます。

世の中が不安定な今だからこそ、命の原点を見つめ直すよい機会かもしれません。老若男女問わずひとりでも多くの方にぜひともご覧になっていただきたい映画です。

アンケートから見えてきたもの

私の主宰する大慈学苑は、二〇二二年に約半年をかけて『一般市民における「スピリチュアルケア」に関する認識調査』を実施し、研究調査の結果は、同年の日本スピリチュアルケア学会に採択され、同学会総会で発表しました。研究調査で実施したアンケートにご協力くださったのは、年齢も職業もさまざまな四百六十五名の方々です。その結果、約六割の人がそもそもスピリチュアルケアという言葉を知らないという結果が出ました。また、「スピリチュアルケアという言葉から、どんな印象を受けるか」という質問に対して一番多かったのが、「怪しい」「霊感商法」「騙されそう」などという負のイメージの回答でした。しかし、「心のケア」であるという回答も相当数あり、怪しいイメージ一辺倒かと思っていたので、これは意外でした。

また、「これまで生きづらいと思ったことはありますか」という質問には、男性の七割、女性の六割が「はい」と答えています。その原因はというと、トップの一、二が人間関係と夫婦関係でした。「生きづらくなるほどの問題を抱えたときに相談できる人はいますか」という質問には、三割の人が「なし」と回答。「そういうときに今後スピリチュアルケアを使いたいか」という質問に対しては、「使ってみたい」「いつか必要になるかもしれない」という回答が六割でした。「どうすればスピリチュアルケアを受けられるか知っていますか」では、「知らない」が八割。最後に、「スピリチュアルケアのことを、もっと知りたいと思いますか」という質問に、八割の人が「知りたい」と答えました。

アンケートから見えてきたものをまとめると、「スピリチュアルケア」のことはよくわからないが、自分の生きづらさに対して、そういうケアがあるのならば使ってみたいとは思う。でも、どうすればそのケアを受けられるのかまったくわからないので、情報がもっと欲しいという状況のようです。

ここからふたつの課題が見えてきました。ひとつ目は、一般の方々に、もっと「スピリチュアルケア」についてお伝えしていかなければいけないということ。ふたつ目は、実際にスピリチュアルケアを受けていただく方法のシステム化です。ひとつ目の課題については、先ほどの台湾の映画「回眸《フェイモウ》」の上映会を通して、啓発活動を続けていきます。ふたつ目の課題については、私の主宰する大慈学苑の活動がそれにあたるので、この活動をもっともっと広げていかなければならないと思っています。

スピリチュアルケアを言葉で説明するのはとても難しいのですが、映画を観ていただければ、感覚的にスピリチュアルケアについて理解していただくことができると思います。先にも申しましたが、日本人の心の奥底には人智を超えた何かに対する畏敬の念みたいなものが流れていると思っています。死にゆく人のなかにもそれを見いだすことができます。その言葉にならない尊いものを、なるほど、こういうことかと感覚でわかってもらえるのがこの映画なのです。

映画の上映会は、ワークショップを同時開催しています。見終わった後、ああ、面白かったというような映画ではありません。いろいろな思いが心の中に湧き起こってくる。ご覧になっている方の七割ぐらいが途中でハンカチを出していらっしゃるから、何らかの心の琴線に触れてしまうのでしょう。湧いてしまったモヤモヤをそのまま持ち帰って、整理できないままではつらくなることがあります。モヤモヤゆえに考えが間違った方向に進んでしまうのも困ります。そこで、見終わった後に、ワークショップをすることにしました。

ワークショップでは、グループになり、今心の中に浮かんでいることを話し合います。話の内容はさまざまです。映画の感想もあれば、「実は亡くなった母のことを思い出して泣けてしまった」とか、「自分は死ぬのがずっと怖かったのだけれど、今の映画を見て少し楽になったような気がする」とか……。普段の生活ではなかなか口にすることのない話題でしょうが、みなさんなぜか話が尽きないようです。そして、お帰りの際には、ほとんどすべての方が穏やかな笑顔になって帰っていかれます。先ほどの、お母さんを看取ったときのことを思い出して泣けてしまったという方も、「あれでよかったんですね。やるだけのことはやったんだと思えました」と、穏やかに微笑んで会場を後にされました。

映画は、看護学生から八十代のご高齢の方まで、老若男女にご覧いただいています。もしかしたらお年を召した方にはリアルすぎてきついかもしれないと思いましたが、それぞれの年代によって見方は違うものの、概ね好評です。見なければよかったという声は届いていません。興味を持たれた方は、大慈学苑のサイトから、上映のお知らせをご確認の上、ぜひご覧になってください。

孤独に死んでいく日本人

ここからは、日本のスピリチュアルケアの現状を少しお話ししたいと思います。終末期の医療は、緩和ケアに代表されるように、本人が苦しまないように痛みをとることが主体です。日本では、体の痛みへのケアは積極的にしてくれます。しかし、心の痛みは置き去りにされていることが多いと感じています。

私が見ているのは、ごく一部の現状にすぎないのですが、医療現場は慢性的に人手不足です。当然、緩和ケア病棟もその例に漏れません。病棟には、看護師やヘルパーなどのスタッフがそろっていますが、みな忙しくて、患者さんのそばでゆっくりと話を聴くような時間を持てません。だから、個室で過ごされることの多い終末期の患者さんは、一日二十四時間のうち半分以上の時間をたったひとりで過ごしています。時々、地域社会でひとりで暮らす方の孤独死が話題になることがありますが、それとどう違うのかわからないと感じることもしばしばです。

そうした状況のなか、私がスピリチュアルケアで患者さんのもとを訪ねると、来てくれるだけで嬉しいと言われます。そして、みなさんとても時間を気にされます。「もう、次の人のところに行かないとならないでしょう?」と。ですが、それはまだいてほしいという裏返しの言葉なのです。「私はまったくひまなんですよ。一時間でも二時間でもいられますよ」というと、ようやく落ち着いて話を始めるという具合です。

こういった状況は、日本の終末期医療の現場では、これまで話してきた台湾の臨床仏教宗教師のような、スピリチュアルケアをするためだけの専門家が置かれることがほとんどないために起きていることだと考えています。日本では、死にゆく人は、苦しみや不安、モヤモヤなどをひとりで抱えて逝かざるを得ないという状況なのです。

もう一点、終末期医療の現場にスピリチュアルケアの専門家を置くメリットがあります。そのことの説明にはまず、先ほど、台湾で出会って、光の柱が見えたとおっしゃった患者さんの話の続きをご紹介しましょう。

法師様は、「(光の柱が見えたことで)もしあなたが心配だったら、お医者さんに連絡するけれど、どうする？」と患者さんに言いました。台湾では、臨床仏教宗教師が常に医療と連携していますので、いつでも気になることを医療者に相談することができます。でも、その人は「大丈夫です。安心したから、ドクターを呼ばないで」と告げられました。

台湾でのこうした臨床仏教宗教師の活動による成果は、患者さん自身の安寧の確保のほかに、もうひとつあります。このケースのように、本人が必要としない医療を使わずに済む点です。終末期には、高額な医療費がかかります。これがもし日本なら、光の柱が出るたびに不安になって医療に助けを求め、医療従事者が動くので医療費がかさみます。でも、その分だけ患者さんの心が楽になり、穏やかな笑顔が引き出されているかというと、実はそうでもないケースが多いようです。ところが、台湾の方式なら無駄な医療費がかからず、患者さんは本当に安心した笑顔を見せてくれるのです。いくら医療費を費やしても、患者さんの本当の安心感にはつながっていないという現状を、日本の医療は見直すべきだろうと思います。

日本のスピリチュアルケアの可能性——互いにケアする文化へ

実は、日本でスピリチュアルケアが提唱されたのは、もう三十年も前の話です。当時、仏教者の大下大圓先生やクリスチャンの窪寺俊之先生など、先人の諸先生方が鋭意推進なさってきたものが、今に至ってようやく認知されはじめました。とはいえ、前述したアンケート結果にあるように、一般の方への認知はまだまだ十分ではありません。

二十年後の日本は、年間約百六十八万人が亡くなるという超高齢多死時代に確実に突入します。そういう意味では、今よりもっと、終末期医療の現場は、過酷な環境に置かれるようになるわけです。そのなかで、スピリチュアルケアの重要性も否応なしに高まるはずです。日本には日本スピリチュアルケア学会があり、そこでは宗教に関係なく、スピリチュアルケア師の資格認定をしています。併せて、私の主宰する大慈学苑でも実施していますが、独自のカリキュラムを修了し、資格認定を得てスピリチュアルケアの実践を志す人が、少しずつですがあちこちに立ち上がりはじめています。このように、現在、スピリチュアルケアは徐々にそのすそ野を広げつつあるのですが、今後、そのペースは上がり、さらに大きく広がっていくと私は思っています。

スピリチュアルケアは、宗教者でなければできないものではありません。実際には、宗教が邪魔になることすらあります。たとえば、スピリチュアルケアの現場で仏教者が説法をしてしまうなどということも起こりえるわけです。求められてもいないのに一方的に押し付ける説法はスピリチュアルケアとは言えません。医療の現場に入るためには、医療従事者との信頼関係が不可欠です。医療従事者側に害のない人たちだと思ってもらえなければ入れてもらえません。患者さんの気持ちに寄り添うどころか、特定の宗教観を押し付けるようなことをしたり、果てには入信をすすめたりするようなことがあれば、宗教者は胡散臭い、と排除されてしまいます。患者さんのメリットを一番に考えて、己を律することは、スピリチュアルケアギバーにとって不可欠の倫理観です。

私はたまたま看護師でもあり、医療との親和性があるので、医療者に受け入れてもらいやすい立場です。だから、私の役目は、自分たちのしているスピリチュアルケアは安心安全なものだと、そのクオリティーを示していくことだと思っています。この活動を積み重ねていくことで、「じゃあ、うちにも来てください」と、医療側からのニーズも増えていくはずです。そして、さらに実績を重ねることで、一般の方にも「そういうことなら自分も使ってみたいな」と思ってもらえるように努めていきたいと思います。

もう少し大きな視点でいうと、みながこのスピリチュアルケアの考え方を知って、地域や家族など身近なところでお互いにケアできるようになる相互扶助の社会文化がもう一度つくれたらいいな、と考えています。

私たち人間には自然治癒力があって、もともと自分で自分自身を治すことができるということを知っていました。ところがいつの間にか、医療技術が発達し、自分の体にもかかわらず医者に治してもらうことが当たり前の社会になってしまいました。少しでも体の不調を感じると、すぐに「治してくれ」と病院に行くけれど、普段の生活のなかで自分自身の体に気をつけているかというと、そうでもないでしょう。暴飲暴食や夜更かし、一日中椅子に座ったきり体を動かさなかったり、悪い姿勢でスマホ画面を見続けていたり……。体に良くないことを、日常的についついやってしまっている。これは、ケアというものを専門家に任せたばかりに、人として持っている、自分の体を自分の力ですこやかに保つ能力が落ちてしまったせいでは、と思うのです。

心のことやスピリチュアルケアについても同様で、本来なら自分自身や身近な人同士でケアしてきたわけです。けれど、今や、アメリカほどではないにしても、日本も○○カウンセラーといった肩書きの職業の花盛りです。自分の心の問題なのに、自分で治す努力や自分で考えることをせずに、すぐに専門家のところに行って治してくれという人が増えてしまったのではないでしょうか。

昔の日本のコミュニティーにはたとえば村の長老のような、黙って話を聴いてくれる人がいたのではないかと思います。その人に気持ちを話すことで、問題を整理して、心を整え、また日常に戻るのです。それは、自分で自分の物語を書き換えるという作業です。そうした営みを経て、自分で自分を癒やせる（セルフスピリチュアルケア）ようになり、そうした人がまた、誰かの話を聴いてあげられる人になっていく。人間関係が今のように希薄ではなかったかつての日本社会では、そんなふうに癒やし合い、受け継がれていくスピリチュアルケアのバトンが存在していたのだと思います。それを、いま一度ここで取り戻し、整えて、今を豊かにし、よりよい未来を次世代に渡したいと思っています。

スピリチュアルケアに携わりたい人のために——大慈学苑での取り組み

章の最後に、スピリチュアルケアを志す方のために、大慈学苑での取り組みについてお伝えしたいと思います。大慈学苑の活動は、三本柱で構成されています。

ひとつ目は、スピリチュアルケアを勉強する講座の提供です。まず、スピリチュアルケアがどんなものかを体験していただく体験セミナーから、より詳しく学ぶ『スピリチュアルケア実践講座』、さらに学びを深め実践力を養う『スピリチュアルケアトレーニング』という具合に、段階を踏んで確実にレベルアップできるカリキュラムを構築しています。さらには、時事のトピックスにフォーカスを当てた勉強会を月に一回開催し、実践することに重きを置いた学びの場を提供しています。

スピリチュアルケアとしての話の聴き方には、ちょっとしたコツがあります。講座では、それぞれの段階に応じて、具体的な話をお伝えしています。それからやはり一番大事なのは、スピリチュアルケアをしようとしている人の在り方です。自分がどうあるか、ということは、どんな方法論より重要なこと。ですから、すべての講座を通して「スピリチュアルケアギバーとしてどうあるか」を常に考えていただく時間を確保しています。

ふたつ目は、実際の「訪問スピリチュアルケア」で、患者さんやご家族のもとに伺ってお話を聴くというスピリチュアルケアの実践です。スピリチュアルケアを学ぶ場はさまざまありますが、勉強を終えても実践できる現場がないというのが概ねの状況ではないでしょうか。けれどここでは、勉強が終わられた方にはすぐに活躍していただける場を提供しています。せっかく学んだのですから、どんどん現場に出て活躍していってもらいたいのです。

三つ目は、看取りの家をつくることです。今の日本は世帯構成人数がとても少なく、最新の国民生活基礎調査では平均二・三七人なのだそうです。そんな状況では、死にゆく人を自宅で看るのはなかなか難しいものだと思います。そうした環境のなかで、医療のサポートも受けつつ、生活の延長として、スピリチュアルケアを受けながら、自然に逝く。そんな居場所をつくりたいと思っています。

第六章　生死とどう向き合うか

人はいつか必ず死ぬ存在

ずいぶんと長く（かれこれ三十年！　光陰矢の如し！）医療現場におりますが、「死ななくて困った」という方には、ついぞお目にかかったことがありません。人間は誕生したときから、死亡率百パーセントの烙印を押されて生きているのですね。

でも、そんなことを毎日考えていたら、生きづらくて仕方ないでしょう。朝、目覚めて、「さあ、今日も頑張るぞ！　……あ、でも、頑張ったところで、どうせ死ぬんだった……」。こんな感じでは、毎日、どうしようもないですもの。

だから私たちは、明日も明後日も、いや来年も再来年も、いやいや十年後も二十年後も「生き続けていく」と漠然と思い込んで、日々を過ごしています。そのようにできているのです。どなたさまか存じ上げませんが、まったくうまいこと作ってくださったものです。

でも、その仕組みのせいでドツボにはまることもあります。心から愛してやまない大切な人の「死」に、相対したときです。もうこの人と話すことも、目を合わせることも、抱きしめることもできなくなってしまう。そんなことを承服できるわけもなく、原因を探してしまうのです。なぜなら「生き続けていく」ものと思い込んでいるからです。「原因が明らかになり解決策が見つかれば死を避けられる」と、思い込んでいるからです。この思い込みは、もはや大切な人が逝ってしまった後にも、この死を避ける方法がきっとあったはずだ、という「後悔」として延々と続きます。治療方法が悪かった、食生活が悪かった、人間関係のストレスが悪かった……。それさえなければ、大切な人は死なないですんだはずだと。いったい何のせいで死んだのかと。大切な人の死を受け入れられず、その原因を探し回ってしまうのです。

仏典のキサー・ゴータミーのお話をご存じでしょうか。我が子を亡くした母親（キサー・ゴータミー）が、お釈迦様に子どもを生き返らせてほしいと頼みます。お釈迦様は、いまだ誰も死んだ者のいない家から、芥子《けし》の実をもらってくるよう言いました。母親は死んだ子を抱え、芥子の実を求めて村の家々を尋ねて回りました。家の者が「芥子の実なら、ありますよ」と言うと、喜んで「ところで、この家では今までに死んだ人はいませんよね?」と確かめます。しかし、どの家でも誰かが死んでいたのです。結局、母親はお釈迦様の言う条件に合った芥子の実を一粒も手に入れられませんでした。その夜、母親は気づきました。「私は『自分の子どもだけが死んだ』と思っていたが、実に、生きている人より死んだ人のほうが多いのだ」と。

そう気づいた母親に、お釈迦様は「あなたは『自分の子どもだけが死んだ』と思い込んで苦界の海に落ちたが、生まれたものが死ぬのは世の常。静かに流れに身を任せていればよいだろう」と説きました。それを聞いて、母親は預流果《よるか》(地獄、餓鬼、畜生の三悪道に堕ちることがなくなり、悟りに向かう境地)に至った、というお話でした。

このお話は、私たちが生きるために身につけた「生き続けていく」という思い込みを解いて、真理に気づかせてくれます。そう、人はいつかみな、等しく死ぬのです。生者必滅——そこには本来、意味も、理由も、評価も必要ありません。ただただ、人は生まれて、死ぬだけなのです。

それなのに、「こんな病気で命を落とすなんてさぞ無念だろう」「こんな若くして死ななければならないなんて納得できない」と「死」を評価して、良い悪いと判定し、勝手に苦しんでいます。私もそうでした。夫の死を受け入れられず、黄泉《よみ》の国に出向いてでももう一度会いたいと、のたうちまわった夜が幾晩もありました。

この、逝った人を思う苦しみ、悲しみもまた、人の性《さが》でしょう。身を任せるしか方法はありません。ただ、心のどこかに、生者必滅の真理をしまっておいてください。きっといつの日か、あなたを救《たす》けてくれるはずです。

喪失を受け入れるプロセス

先日、一年前にご主人を看取られた方から「主人が亡くなってから、私の時間は止まってしまいました。今がどの季節なのかもわかりません」とご相談をいただきました。うつむいたお顔の頬のあたりに、深い悲しみが滲んでいます。

愛する人を黄泉の国へ見送り、離れ離れに暮らさなければならなくなったとき、誰もが、別れの悲しみを悲しみきる「喪」の時間を必要とします。

この「喪」の時間には、①ショック期②感情の暴走期③抑うつ期④受け入れ期⑤立ち直り期の五段階のプロセスがあるとされます（『死別後シンドローム――大切な人を亡くしたあとの心と体の病い』清水加奈子著、時事通信社刊）。これまでにお目にかかったご遺族の方々のご様子を思い返すと、なるほどその通りと感じます。

もちろん個人差もあり、すべての人がこのプロセス通りに進んで「喪」から抜け出さなければいけないわけではありません。プロセス上のどこかで、じっと立ち止まっていてもいいのです。ですから、「概ねこんなもの」というくらいの感覚で捉えていただければと思います。

愛する人の「死」という強い衝撃を受けた直後の「ショック期」には、かえって感情の鈍麻が起こり、「涙も出ない」状態になることがあります。何が起こっているのか、頭ではわかっているけれど……、という感じです。ショックをまともに受け止めて心が壊れてしまわぬよう、無意識のうちに私たちに備わっている防衛本能なのでしょう。

しばらくすると、今度は、怒りだったり、悲しみだったり、後悔だったり、さまざまな感情が爆発する「感情失禁」が起こってきます。「感情の暴走期」です。亡くなった人の声を聞いたり、気配を感じたり、とてもリアルな夢を見たりするのもこの頃です。

半年ほど経ってこの感情の暴走がおさまってくると、「何もしたくない」「生きていてもしょうがない」といった、気持ちがドーンと落ち込む「抑うつ期」に入ります。「抑うつ期」は最も個人差の出やすい時期で、人によっては抜け出すのに二年も三年もかかり、治療を必要とする方もおられます。故人が使っていたものや思い出の品など、とにかくなにからなにまで捨てずにとっておく「ミイラ作り」をするのもこの頃です。

しかるべき時間が経つと、ようやく「亡くなった」ことを受け入れる気持ちになってきます。「受け入れ期」です。感情も制御できるようになり、前向きな思いも生まれはじめます。そして、ついには、亡くなった人との新たな関係性をつくり直し、生きる気力や希望を取り戻す「立ち直り期」となるのです。

スピリチュアルケアに携わってきた私の体感としては、すべてのプロセスを終えるのに概ね二年はかかると感じています。「三回忌」ですね。仏教の法要は実によくできていると、つくづく思います。

さて、もし周りに、大切な人を亡くされた方がいらっしゃったら、「今は、プロセスのどのあたりにいるのだろう？」と思いを寄せつつ、静かに見守っていただくのが一番だと思います。「喪」の作業は究極の個人作業。周りの口出しはたいてい邪魔になるだけだからです。

ただ、その方が、次のような言葉をしばしば口にされるなら、要注意です。「あの人が亡くなったのは自分のせい」「なぜあの人が死ななければならなかったのかわからない」「私は悲しんではいけないと思う」「生きていても仕方ない」「すべてが楽しくない」「誰とも会いたくない」「原因不明の体調不良がある」「アルコール量（ギャンブルの頻度）が増えた」……。もしかすると、「喪」のプロセスが滞っているかもしれません。まずはその方のお話に、じっくり耳を傾けてさしあげてください。

私たちは「時間ぐすり」を手にしている

ここでは「愛別離苦」という言葉について、みなさんと一緒に考えてみたいと思います。

四字熟語辞典には、「愛別離苦とは、親愛な者と別れるつらさ。親子・夫婦など、愛する人と生別または死別する苦痛や悲しみ。仏教でいう、八苦のひとつ」と書いてありました。

実際、身内を亡くされたご経験のある方には、あの苦しみがおわかりになっていることでしょう。なんと表現したらよいのでしょうね。とてもとても言葉では表現しきれない、なんともいえない苦しさです。

先にもお伝えした通り、精神医療の分野では、愛する人を失ったときに生じる苦しさには五段階のプロセスがあるといわれています。

愛する人の「死」という、強い衝撃を受けたばかりの「ショック期」。怒りだったり、悲しみだったり、後悔だったり、さまざまな感情が爆発する「感情失禁」が起こってくる「感情の暴走期」。半年ほど経過すると「何もしたくない」「生きていてもしょうがない」と、気持ちがドーンと落ち込む「抑うつ期」。しかるべき時間が経過して、ようやく「亡くなった」ことを受け入れる気持ちになってくる「受け入れ期」。そして、亡くなった人との新たな関係性をつくり直して、生きる気力や希望を取り戻す「立ち直り期」。人はこの五段階のプロセスを経て、愛する人の死を受け入れていくのだそうです。これが「喪」の時間です。

私もかつて、その渦中にあるときは、「なにを勝手なことを……。この悲しみ苦しみは、味わった者にしかわかるまい。この悲しみから立ち直ることなど一生涯できるわけがない」と感じていたものでしたが、年月を経てみれば、なるほどこの通りだったと振り返ることができています。スピリチュアルケアを通してお目にかからせていただいた方々も、かかる年月の長短はあれど、再び笑顔を取り戻されていく方がほとんどです。

この、愛する人を失ってから再び笑顔を取り戻すまでのプロセスに、最も効いているのは「時間」だと感じます。時が流れること。愛する人を失うという悲しい出来事が起こった時から、一秒一秒離れていくこと。それがなによりの薬でしょう。まさに、「時間ぐすり」なのです。

幸いなことに、私たちはその「時間ぐすり」をすでに手に入れています。いやむしろ、いらないとお断りしても、日々強制的に飲まされています。この世に生まれ落ちた瞬間から、時計の針は前にしか進んでいないのですからね。

だから、本来でしたら、この時の流れに身を任せているだけで、なんとかなっていくものだと思うのです。悲しみから抜け出そうともがいて四苦八苦しなくても、日が昇り日が沈んでいくのをぼんやりと眺めているだけで、なんとかなっていくものなのです。

でも、これまでに出会ってきたご遺族のなかには、「私の時計はあの人を失った時に止まった。私には『時間ぐすり』なんて効きません」と、怒気を含んでおっしゃった方もおいででした。そんなとき、周りは、その方の抱えていらっしゃるあまりに深い悲しみに絶句するしかありません。けれどその状態でさえ、回復に向かうプロセスの一場面なのです。その方にも、「時間ぐすり」の恩恵は、必ずやってきます。

大切なのは、慌てない、焦らない、強制しない、頑張らないこと。「愛別離苦」の嵐が来たら、嵐が通り過ぎるまで、膝を抱えてじっとしていればいい。ただ、それだけなのです。

大慈大悲——亡き夫が手渡してくれたもの

さて、ここでは「大慈大悲」についておしゃべりいたしましょう。かの芥川龍之介氏も『藪の中』という短編小説の中で、登場人物に「わたしのようにふがいないものは、大慈大悲の観世音菩薩も、お見放しなすったものかも知れません」と言わせています。

大慈大悲。辞書には「広大無辺な仏の慈悲のこと。大慈は、衆生に楽を与えること。大悲は、衆生の苦を取り除くことの意」とあります。師僧には、転んだ子どもを「さあ、頑張れ、立ちあがれ」と見守るのが大慈、転んだ子どもに駆け寄って「おお、痛かったね」と抱きしめるのが大悲、と教わりました。

実は、大慈大悲と呟くたび、思い出すことがあります。私事で恐縮ですが、亡き夫のことなのです。

夫は写真家で、そりゃあ気難しい人でした。心底写真が好きで、好きで、朝から晩までそのことばかり。傍からはボ～ッとしているようにしか見えないときでも考えていたようで、うっかり話しかけて「頭の中にあったイメージが消えた！」と怒られることもしょっちゅうでした。もちろん、家のことなど一切やりません。非常に面倒くさい芸術家を一匹飼っている、そんな感じで生活しておりました。

でも、その彼がひとつだけ、必ずやることがあったのです。一緒に食卓を囲み、さあ食べましょうとなったとき、うやうやしく箸を手渡してくれるのです。最初は、「……?」と思いましたが、いつしか当たり前になり、彼がうっかり忘れようものなら、こちらから手を出して待つようになりました（笑）。

彼の病が、いよいよ重くなった頃。もはや彼の手は、コップすら自分の口まで持ち上げることができないほどに力を失い、私が食べるのを手伝っていました。それでも、ベッドをギャッジアップして「さあ、食べましょう」となると、彼はその思うようにならない手でなんとか箸を取り、私に渡してくれるのです。なかなかうまくつかめず、何度も落とし、たったそれだけのことに息を切らしながら、ようやくつかんだ箸を私に渡すのです。言うまでもなく、私が自分で箸を取ったほうがよっぽど早いのですが、彼のそのゆっくりした動作を待つのが、私たちの儀式のようなものでした。

彼がどのような心持ちで箸を渡し続けてくれたのか、わかりません。でも、思い出すといつも、なんだか胸の奥底がゆっくりと動くのです。悲しくもあり、嬉しくもあり。守られているような、支えられているような。それでいて、ちょっと振り払いたいような、照れ臭いような。なんとも表現できない濃厚な感情のスープが、ゆっくり掻き回されます。

彼が逝って十年経った今、あれが大慈大悲の表現形だったのでは、という気がしてなりません。

洒落たアクセサリーや花束のようなプレゼントは、一度ももらったことがありません。でも、毎日、命を続けるために食べる私へ、箸を贈ってくれていた。

愛の表現は、ときにきらびやかで、派手です。愛の大きさを伝えようとすればするほど、どんどん派手になります。でも、大慈大悲を抱いたとき、あらゆる条件が削ぎ落とされ、比較や評価が剝ぎ取られ、恰好や世間体が毟《むし》り取られて、どんどんシンプルに、核に向かってギュッと凝縮されていくのではないでしょうか。よく「無償の愛」などと言いますが、無償ということを意識する時点でまだまだ、というひねくれた気持ちも起こってきます。本物の大慈大悲というのは、「無償の〜」などという形容詞をつける隙もないくらい、どうしようもなく本物――ただただ湧き起こりくるものなのだと思うのです。

さて、私は今生で、本物の大慈大悲を抱けるほどに成長できるのでしょうか。先に逝った堅物さんには、いずれ私が逝ったときにでも、「どうしていつも私に箸を渡してくれていたの？」と尋ねてみようと思っています。

六道輪廻――人は死んだらどうなるのか？

仏教には「六道輪廻《ろくどうりんね》」という考え方があります。

衆生が地獄道、餓鬼道、畜生道、阿修羅道、人間道、天道の六道に生死を繰り返し、まるで車輪が回るがごとく流転し続けることを言い表した言葉です。修行に精を出して解脱できれば、この輪廻の輪から抜け出せるといわれています。

さて、「六道輪廻」と聞くたびに思い出すのは、余命三か月と宣告され、病の床に臥《ふ》していらっしゃったある七十代の方のお話です。

ある日、病室にお伺いすると、「最近、なんだか不思議な夢を見るのよ」とお話がありました。聞くと、額縁に入った六枚の絵が夢に出てきて、観覧車のようにゆっくり回っているのだそうです。「絵は、それぞれに違うの」。目を凝らして詳細に見ようとしても、回っているために細部までじっくり見ることがかなわず、ずっと眺めていたそうです。

しばらくしてまたお伺いすると、「ねえ、この間、絵の中に入っちゃったのよ」とおっしゃいます。なんと、六つある絵の中のひとつに入り込んでしまったのだそうです。「気がついたら、絵の中にいたの。絵の中だってことは、わかるのよ。でも、出たり入ったりは自分の思うようにはいかないの」。入り込んでしまった絵の中は、音も匂いもない乾ききった世界で、「私のほかに生きているものはいない」とすぐにわかったそうです。「とっても怖くてね。寂しくて、不安で。とにかく早く帰りたいと思ったのだけど……」、なかなか思うようにいかず、もう元に戻れないかもしれないと観念しかけたとき、スーッと、絵から出てくることができたそうです。「もう二度とあそこには行きたくないわ。でも、まだ回っているから、また入り込んでしまうかも……」と少し不安げにされていました。

二日後にまたお邪魔すると「ねえ、回っていた絵が六枚じゃなくなったわよ」。あれからも、あちこちの絵に入り込んでしまっては、からくも抜け出してきていらっしゃるそうです。中には「ここならずっといてもいいわ！」と思うところもあり、「そういうところほど、さっさと追い出されちゃうのよね〜」と笑っておられました。そして、だんだんとその絵の枚数が少なくなってきているというのです。恐る恐る、どの絵が残っているのかお聞きしたら、「あの、乾いたところの絵は消えちゃったわよ」とのことで、少々ほっといたしました。

最後にお目にかかったとき、もうお話をさせていただけるご様子ではなかったので、静かにベッドサイドに座らせていただいておりました。すると、ふと目を開いて、かすれた声でこうおっしゃったのです。「絵は一枚だけになった」。私が驚いて目を見開きながら頷くと、それを見て少しお笑いになったようでしたが、そのまま、また深い眠りに入られました。

その方は、間もなく旅立たれました。

あのときのお話を思い返すにつけ、六枚の絵はそれぞれ、六道の入り口だったのではないかという気がいたします。来世はどこに行くのか、はたまた、輪廻の輪から抜け出すのか、お沙汰を待っておられた時間だったのかもしれません。

最後に見せてくださった、あのやわらかな笑みをたたえた深い眼差しを思い出すにつけ、間違いなく「ここにならずっといてもいい」とおっしゃっていた絵が、最後に残ったのだと確信しております。

私の死生観──死は終わりではない

私は命というのは小さなエネルギーの粒の塊だと思っています。そう肚に落ちたのは高野山で修行中のことでした。

炉の中で護摩木《ごまぎ》と呼ばれる木を焚いて供養する護摩行というものがあります。護摩を焚くときには、三千世界の現世・来世・過去世の仏様たちに呼びかけて全員に集まってもらいます。やおら木に火をつけて燃え上がらせるのですが、最初はちょろちょろとした火で赤ちゃんのように弱々しくて消えやすいのです。そのうちぼんぼん燃えて成人になる。でも燃えっぱなしではなく、また弱くなり最後は灰になるのです。窯に火を入れてからやがて消えるまでが人の一生と同じだなと思いました。

護摩木が燃えて残った灰は真っ白になるのですが、邪念があると黒い灰になると言われています。その真っ白な灰を見たときに、まさに人を焼いたときの骨だなという感じがしました。

護摩行は、人づくりそのもので、人の一生をなぞっているようです。その時々に、いろいろな作物を投げたり、油をかけて風を送ったりして、頑張れ頑張れと応援するのですが、それはいわゆる仏の御加護みたいなイメージです。たぶんそうやって神仏が私たちにエネルギーを送ってくれたり、供物を投げ入れてくれたり、油をかけてくれたりしているのだと思います。ところが、良かれと思って油をかけても、タイミングが合わないと火が大きくなるどころか消えてしまう。私たちも、神仏と呼吸を合わせることが大切なのだと思いました。

自然界には、エネルギー不変の法則、質量不変の法則というものがあります。たとえば、地球上にある水は絶対量が増えたり減ったりしているわけではありません。干からびているように見えても、水分がどこかに行ってしまったわけではなくて、大気中に蒸気となって存在します。それと同じように人間をつくるこのエネルギーも減ったり、増えたりすることなく、組み替えられているだけではないかと思うのです。ギュッと集まり人を形作っていたエネルギーの粒が、その死とともに霧散していく。目には見えないけれど、空気中にはびっしりとエネルギーの粒が存在していて、また次の人がつくられるというときに、集まってきます。そこには、かつて知っていた○○さんや△△さん、じいちゃんやばあちゃんだった粒も入ってくる。空海さんやイエス・キリストの粒もあって、そういうのもひとつかふたつ入っているかもしれません。

それらの粒がたくさん集まっては人になる、その繰り返しなのだと、修行中にわかったのです。

それを輪廻転生と言えるかもしれません。いろんな人の粒が集まって、人ができあがり、またバラバラになる。死が終わりではなく、今回の人生は終わるけれども、また集まって次のものに変わっていくような。死を迎えると肉体はなくなりますが、人をつくっていた粒は、最初のうちは近くにあります。初七日、四十九日と区切りがありますが、一周忌あたりまでまだ色濃く残っていて、それがだんだんに広がっていく。三十三回忌になると、もう宇宙と見分けがつかないような、そんなイメージです。

ですから、幽霊のようなものも当然存在するでしょう。肉体がなくなり、いわゆる物質的なものから離れてひとつひとつの粒に戻っても記憶はあるし、どうやって生きてきたかも覚えています。亡くなって三年くらいまでは粒が色濃く残っている時期だから、死者とコンタクトをとれるのだと思います。でもそのうちに粒がバラバラになって、次のところに入っていったりするから、二、三十年経つとかつて生きていた頃を思い出しづらくなる。でも、ひとつひとつの粒には記憶が入っている。そんな感じがします。

そう考えると、死がつらいとか寂しいという感覚にはなりません。でも、実際に死ぬということを考えると、やはり怖いし、嫌だなと思います。亡くなる方をたくさん見ていますが、命を閉じていく作業は本当に大変な仕事ですから、決して死ぬのが怖くないなどとは思いません。

患者さんには、「死んだらどうなりますか？」と尋ねられることもあります。そんなとき、私の考えをこちらから話すということはありません。そうやって聞いてきてくださる人は、すでにもうご自分なりの考えを持っていることが多いので、まず、○○さんはどうなると思いますか？　とお返ししてみます。いや俺のことはいいんだよ、玉置さんがどう思っているかを聞きたいんだと言われたときには、お話しするようにしています。そして、これは私の感覚であって、正しいものではないということも併せて伝えます。玉置と同じように考えなければいけない、なんて思わせてしまってはいけませんから。

則天去私——凛とした生き方、死に方

「則天去私《そくてんきょし》」とは、「小さな〝私〟を捨て、普遍的な、より高い境地に立って物事を見極めようとすること」の意で、近代日本文学の代表的な存在である、かの夏目漱石氏も、晩年、その文学観、人生観の境地をこの言葉で表していらしたのだとか。

さて、さて。私も、この境地に是非ともたどり着きたいものだと切望するわけですが……とてもとても。なぜなら、私は自分が「小さい」ということくらいはわかっているのですが、果たして「私」とはいかなるものかが、わかっているようでまったくわかっていないからです。そもそもわかっていないものを「捨てる」だなんて、そう簡単にはできやしません。

でもそれを、お見事にやってのけられた方がいらっしゃいました。

Iさん（五十代男性）は、緩和ケア病棟に入院された当初、私がお部屋を訪ねるたびに悔し涙を流していらっしゃいました。抑えようのない病の進行を恨み、残してい

く娘たちとの別れに苦しみ、もう己の足で歩くことさえままならなくなった自分自身に苛立っての涙でした。そのもがき苦しむお姿を拝見し、私は、Iさんの心はきっと体より前に壊れてしまうだろうと、暗い廊下に立ち尽くすしかありませんでした。

ところが、お話を伺うにつれ、Iさんはどんどんと変わっていかれたのです。最初にお目にかかったときから二か月が過ぎた頃、Iさん曰く、趣味が高じて何台も持っていたカメラ、あっちのほうがもっと飛距離が出るだろうと次々に買いかえたゴルフクラブ、もうすべて意味がなくなった、と。「あんなに欲しくて、欲しくて、買い漁っていたのに、今は目の前に落ちていても拾わないなあ」と笑っておられました。

そして、あんなに離れることを悲しんでいた娘さんたちのことも、「幸せに生きていってほしいとただひたすら願うだけで、離れることを悲しいとは思わなくなったんだよ」と静かにおっしゃるのです。

どうしてこんなに変わられたのかと、私はさぞ不思議そうな顔をしていたのでしょう。「最近ね、わかったんだよ。今まで〝自分〟だと思っていたものが、幻だったんだなって」。なんとお答えしてよいのか言葉に詰まっていると、「だから、私にはもう何もなくなってしまったんだけど、でも、ベッドに寝ているだけで退屈しないんだ。なんだかね、それだけで楽しいんだよ」。

Ｉさんは、死に直面した苦しみのなかで七転八倒しながら、ついに、悟りの境地にたどり着かれたのではないでしょうか。そこは、まさに、「則天去私」の境地。私は思わず、「Ｉさん、悟られたのですね」と口に出していました。それを聞いて、Ｉさんは首を振りながら笑い、「もっと早くに気づければよかったんだけどな。こんなになって気づいても遅いんだよ」。

いいえ、Ｉさん。そんなことないと思います。あの混沌とした底無しの絶望のなかから、よくぞ。そのお姿は、まるで泥の中からスッと茎を伸ばして咲いた蓮の花のようです！　……これはさすがに口には出せませんでしたので、心の中で叫びまくりました。そして、私も「その時」が来たときには、Ｉさんのように「則天去私」の境地に行かせていただきたい！　蓮の花を咲かせていただきたい！　と切に思い、Ｉさんにあやからせていただくべく、掛け布団の端をそっと握らせていただいたのでした。

「今はこんなこと言っているけど、最後は乱れるかもしれないから、その時はよろしくね」などとおっしゃっておいででしたが、最後の最後まで凛としたまま逝かれました。こんな生き方――逝き方もあるのですね。人間の底力を見せていただいた、出会いと別れでした。

生きて死ぬための準備――我慢しない、無理しない、諦める

さて、「生死とどう向き合うか」についていろいろなお話をしてまいりましたが、いよいよ我がこととして改めて「死」を考えると、いかがでしょう。「やっぱり、穏やかに後悔なく逝きたいものだ」と、私なんぞはそう思ってしまいます。

まあ、そう思うだけならよいでしょうが、必ずそうしなければならないと頑張りはじめてしまうと、無理が生じそうです。穏やかに死ぬために生きているようになってしまっては、本末転倒。面白くありません。いかに死ぬかが問題なのではなく、今をいかに生きるかが大事。よく聞くフレーズですが、本当にその通りだと思います。

一足先に逝かれた多くの諸先輩方から学ばせていただいた「生きる上で心がけたい

こと」は、我慢しない、無理しない、諦める、この三点です。なにやらゆるりと肩の力が抜けた感じがしませんか。

手始めに、「本当はやりたくないのに」とか、「絶対にこうしなければダメ」と言いながらやっていることをやめてみるというのはいかがでしょう。そして、諦める。ここでいう「諦める」というのは、「もうどうでもいいや」というやさぐれた感じではありません。起こっていることをそのままに、そういうことなのだと明らかに見て認めていく、そんなイメージです。我慢せず、無理せず、諦めて、一日一日を過ごしていくことができたら、人生いい塩梅に仕上がりそうではないですか。

無理しない、我慢しないというと、なんとなく自分勝手な感じがするかもしれませんが、そうではありません。実際、多くの人が無理や我慢をし過ぎているように思います。ほかに活路があるにもかかわらず、あえてそっちを見ずに、こうしなければダメということにとらわれて、苦しんでいるような気がするのです。

たとえば、私が関わらせていただいている「いろいろあってしんどくなり休職中」の方の中には、元の職場に戻らなければならないと考えている方が結構います。その理由を尋ねると、「戻るしかない」「頑張るしかない」といった答えが返ってくることが多いのですが、さて、本当にそうでしょうか。仕事なら、ほかにいくらでもありそうです。世話になった恩や義理の返し方も、ひとつきりではないはずです。自分自身で設置してしまっている枠を取っ払うことができれば、もう少し楽なのになあと思うのです。

同じく、「夫から暴力を振るわれている」方のご相談を受けていると、しばしば「子どものために離婚はできない」と聞くのですが、これも本当でしょうか。そんなひどい男とはさっさと離婚したらいいと思いますけれど、はなから「離婚はできない」枠組みありきのご相談なのです。苦しんでいる人ほど、自分の道を自分で狭めているように思えてなりません。

我慢しない、無理しない、諦める。そんなことできるわけない？　はい。その枠組みを一回はずしてみましょう。

生活のなかでの仏教の生かし方

もう少し、生きるのが楽になるかもしれないヒントについて、お話ししましょう。

これまで仏教の考え方をお伝えしてきましたが、その中に絶対的な真理というものがいくつかあります。真理というのは、時代や社会、条件が変化しても変わりません。これを自分の中に落とし込んでおくと、少し生きやすくなるのではないでしょうか。

まずひとつに、「諸行無常」があります。この世の中のものはなにひとつとして同じ形のままであり続けることはない。これは絶対的な真理であり、大体のことがこれで片付いてしまいます。本当に魔法の言葉です。たとえば、「人間関係がうまくいかない」。諸行無常ですから、いずれまたうまくいくときもやってきます。「大切な人を亡くした悲しみのどん底から這い上がれる気がしない」。これも諸行無常。その悲しみが未来永劫続いていくことはあり得ません。すべてのものは移り変わってゆく運命《さだめ》なのです。

もうひとつに、「認識した途端に感情が生まれる」というものがあります。私たちは、人でも物でも出来事でも、何かを見たときに、瞬時にして感情が生まれるのだといいます。人を嫌いになりたくないとか、こんなふうに思ってしまう自分を変えたい、というご相談を時々いただきますが、瞬時にして生まれる感情は、自分の意志でどうにかできるものではありません。いくら思わないようにしようとしても、できないわけです。

となれば、認めてしまうことです。働くのが嫌だ、生きているのが嫌だ。それはそのままでいいのです。生きているのが嫌で、死にたいと思うことも決してＮＧではありません。瞬時に生まれてくるものだから、しょうがない。大事なのは、それを認めた上で「どうするか」、なのです。そこを考えることからスタートしましょう、そこに知恵を使いましょう、ということです。

おわりに

それでも、生きるのが苦しいということもあるでしょう。

これはちょっと厳しい言い方かもしれませんが、実は、その苦しい世界をつくっているのは、あなた様ご自身です。今まさに苦しみの渦中にいる方は、きっと、「そんなわけがない」と否定なさるでしょう。頑張っているのに認めてくれないのは周りだ。こんな状況を自分で選んだわけではない。運が悪いのは自分のせいではない。おっしゃる通りです。

でも、やっぱり、自分が暮らす世界は、自分がつくっているのです。

私たちはみな、それぞれがつくる仮想現実に生きています。同じところにいて、同じものを見ているような気になっているのは、私たちの五感の精度が似通っているので、すり合わせをしているからにすぎません。本当は、それぞれが勝手に、自分がつくった自分の世界を見ています。たとえば、ランチひとつにしてもそうです。同じ定食を食べても、「最高に美味しい！」と感じる人と、「たいしたことないな」と感じる人がいるでしょう。そうなるともうこの二人が見ている世界は、同じではありません。小さなことから大きなことまで、万事がこの調子ですから、人はみな、自分がつくった自分の世界に生きているのだとお分かりいただけるでしょう。

ということは、あなた様の世界の主《あるじ》は、あなた様です。苦しい世界にするのか、幸せな世界にするのかの全権限は、あなた様にあります。もちろん、これから世界をつくりかえることだってできます。なんといっても、主なのですから！

最後まで、お付き合いいただきまして、ありがとうございました。

あなた様のおつくりになる世界が、あなた様にとって「生きたい」世界でありますように。

いつも、いつも、いつも、心からお祈りしております。

二〇二三年春

玉置妙憂

本書は、小社発行の月刊誌『佼成』の連載「あなたの声を聴かせて――魂の終着に寄り添うケア」（二〇二一年一月号～二〇二二年十二月号）に書き下ろしを併せて一冊にまとめたものです。単行本化に際しては著者による加筆および修正を施しました。

玉置妙憂（たまおき・みょうゆう）

看護師僧侶。東京都中野区生まれ。専修大学法学部卒業後、看護師、看護教員の免許を取得。

夫の〝自然死〟という死にざまがあまりに美しかったことから開眼し出家。高野山真言宗にて修行をつみ僧侶となる。

現在は、緩和ケア病棟、精神科デイケアにスピリチュアルケア担当として勤めるかたわら、院外では非営利一般社団法人大慈学苑代表として、スピリチュアルケア活動を続けている。

著書に『まずは、あなたのコップを満たしましょう』（飛鳥新社）、『死にゆく人の心に寄りそう —— 医療と宗教の間のケア』（光文社新書）などがある。

あなたの「生きたい」を支えます

2023年5月30日　初版第1刷発行

著　者　玉置妙憂
発行者　中沢純一
発行所　株式会社佼成出版社
〒166-8535　東京都杉並区和田2-7-1
電話　(03) 5385-2317（編集）
(03) 5385-2323（販売）
URL　https://kosei-shuppan.co.jp/

印刷所　株式会社精興社
製本所　株式会社若林製本工場

ISBN978-4-333-02900-6　C0015　NDC184/200P/19cm